1つのポーズで
徒歩53分と同じ負荷

「東北大式」腎機能改善トレーニング

上月正博

PHP

はじめに

腎臓は、肝臓と並ぶ「沈黙の臓器」と呼ばれ、状態が悪化してからでないと自覚症状が出てきません。むくみ、だるさ、尿量の減少といった症状が出る頃には、慢性腎臓病はかなり進んでいるため、健康診断などで腎機能の低下が見られ始めたら、自覚症状が出る前からしっかりと腎臓を守る生活を始めることが重要です。

腎機能が低下を始めても、初期の段階であれば慢性腎臓病への移行を防ぐことも、腎臓の健康を取り戻すことも可能です。

そのための大きな鍵となるのが「運動療法」です。

かつて腎臓病は安静第一で、運動などはもってのほかとされていましたが、現在はガラリと考え方が変わっており、運動のもつ腎機能へのよい効果が多くの研究で証明されています。

その運動効果を最大限に取り入れたプログラムが、「東北大式」腎臓リハビリテーションです。

「東北大式」腎臓リハビリテーションは、私たちの長年の研究成果に基づいて構築した慢性腎臓病患者さんのための療法です。中心となっているのが「腎臓リハビリ運動」です。その成果は臨床の場でも証明されており、初期段階の方はもちろん、人工透析を受けている方に対しても、驚くほどの効果を上げています。

本書では、この腎臓リハビリ運動を「東北大式」腎機能改善トレーニングとして紹介し、リハビリ運動のやり方を中心として、慢性腎臓病の基礎知識、生活習慣で気をつけるべき点などをまとめています。

腎臓の機能が落ちていると言われることはショックでしょう。その先への不安も覚えることと思います。けれども腎臓リハビリ運動を習慣にすることで、腎機能の低下に歯止めをかけ、進行の抑制や機能の改善につながっていきます。

リハビリ運動は、むずかしいものでもつらいものでもありません。食事や生活習慣を見直すとともに、腎機能の回復に効果を発揮してくれるリハビリ運動を、ぜひ日常の習慣にしてください。

上月正博

1つのポーズで徒歩53分と同じ負荷「東北大式」腎機能改善トレーニング　もくじ

1章 腎機能が低下しているシニアが増えている

2章 「東北大式」腎機能改善トレーニング

3章　腎機能を高める生活習慣

※効果には個人差があります。

1章

腎機能が低下している
シニアが増えている

日本の慢性腎臓病（CKD）患者は糖尿病より多い約1300万人

慢性腎臓病は新たな国民病

慢性腎臓病とは、数カ月から数年単位で徐々に腎臓病が進み、腎機能が失われていく状態を言います。だんだんと進行していくことから、初期の状態のときはほとんど自覚症状がなく、異変に気づいたときは重篤化《じゅうとくか》していることの多い、やっかいな病気と言ってよいでしょう。

今「病気」という言葉を使いましたが、慢性腎臓病はじつは単体の病気を指すわけではありません。

慢性に経過するすべての腎臓の病気をひとまとめにし、ひとつの「症候群」としてとらえたものです。英語で慢性腎臓病は「Chronic Kidney Disease」、この頭文字をとって「ＣＫＤ」と表記されています。

慢性腎臓病の概念が生まれたのは21世紀に入ってからなので、最近のことです。腎臓病にはさまざまな種類があり、かつては単独の腎臓病として個別に治療が行われていました。しかし多様な腎臓病を腎臓病専門医が個別に扱う状況にあると、専門医以外にはわかりにくい病気というものが出てきます。

そのため一般の医師が腎機能の低下を見落としたり、患者さん自身が気づかなかったりする状況が生じ、病状の悪化を招くケースが見られたのです。

そこで腎機能低下の早期発見と早期治療につなげていくためのわかりやすい指標を設ける必要性が求められるようになり、2002年にアメリカから多様な腎臓病をひとつにまとめて「慢性腎臓病」として扱うことが提唱されました。この概念が世界中に広まり、日本でも定着したのです。

慢性腎臓病の概念に基づいて、日本腎臓学会が調査を行ったところ、日本には糖尿病の患者数1000万人よりも多い、1330万人もの慢性腎臓病の患者さんがいることも明らかになりました。

これは成人の8人に1人が慢性腎臓病を患《わずら》っているということにもなります。まさに新たな国民病と言ってもよい状況なのです。

65歳以上になると重篤な腎臓病の人が増える

日本の透析患者数の割合は世界2位の多さ

慢性腎臓病は放っておくと腎臓が働かなくなる「腎不全」となります。腎機能が正常値の30％を下回った状態が腎不全で、重症化すると透析による治療が必要となります。透析患者さんの数は増加傾向にあり、日本透析医学会の調査によると、2018年末現在で日本の透析患者数は約33万9800人。国民372人に1人が透析を受けていることになり、世界でも上位の割合の高さです。

患者さんの平均年齢は68・75歳で、65歳未満の患者数は2012年から減少している一方、65歳以上は男女ともに増加傾向にあり、65歳～79歳までの年齢層が最も多い結果となっています。加齢による内臓の機能低下も加わり、シニアになるほど腎機能の低下からくる腎臓病のリスクは高くなると言えるでしょう。

慢性透析患者　年齢と性別

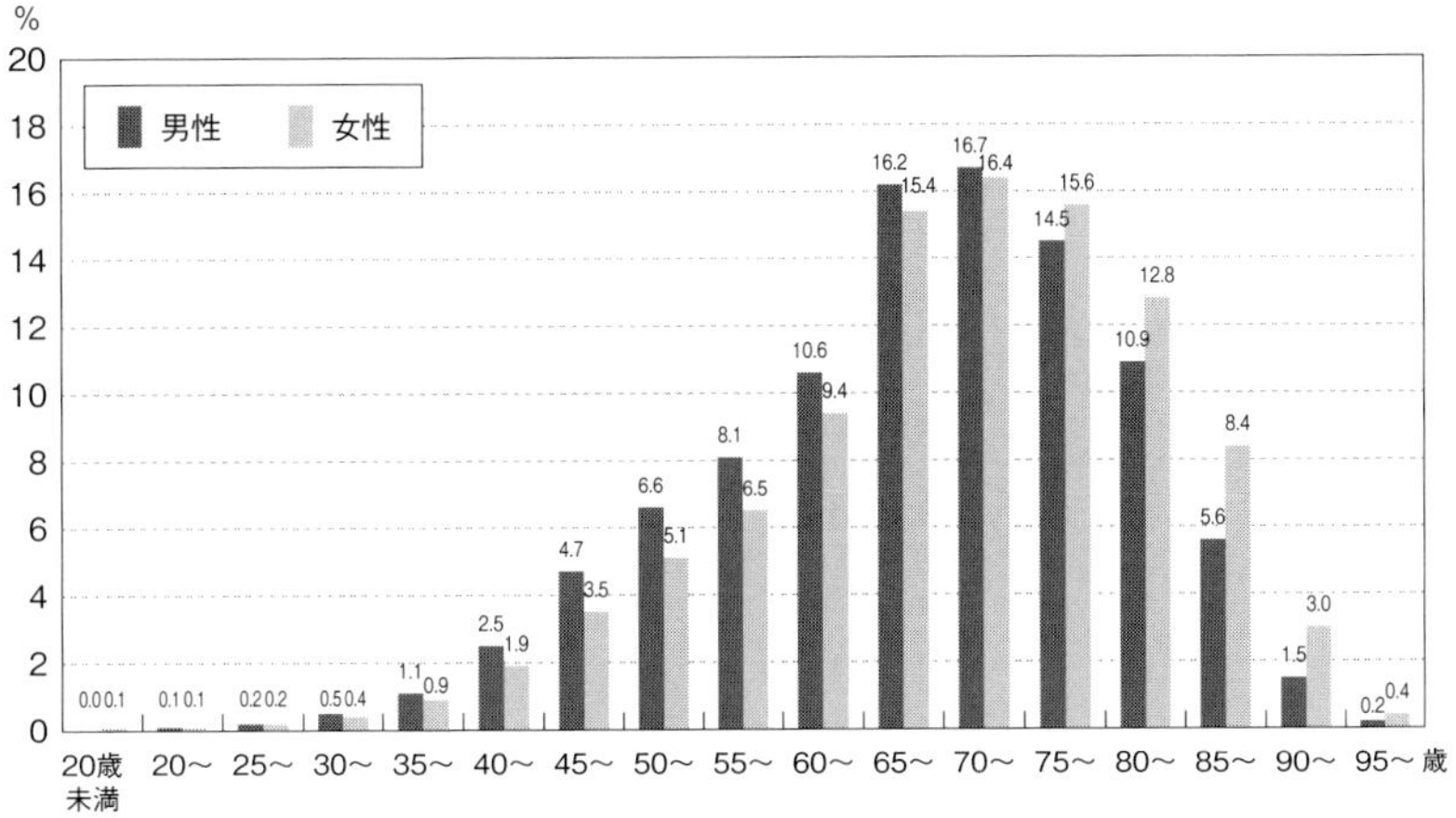

慢性透析患者　平均年齢の推移

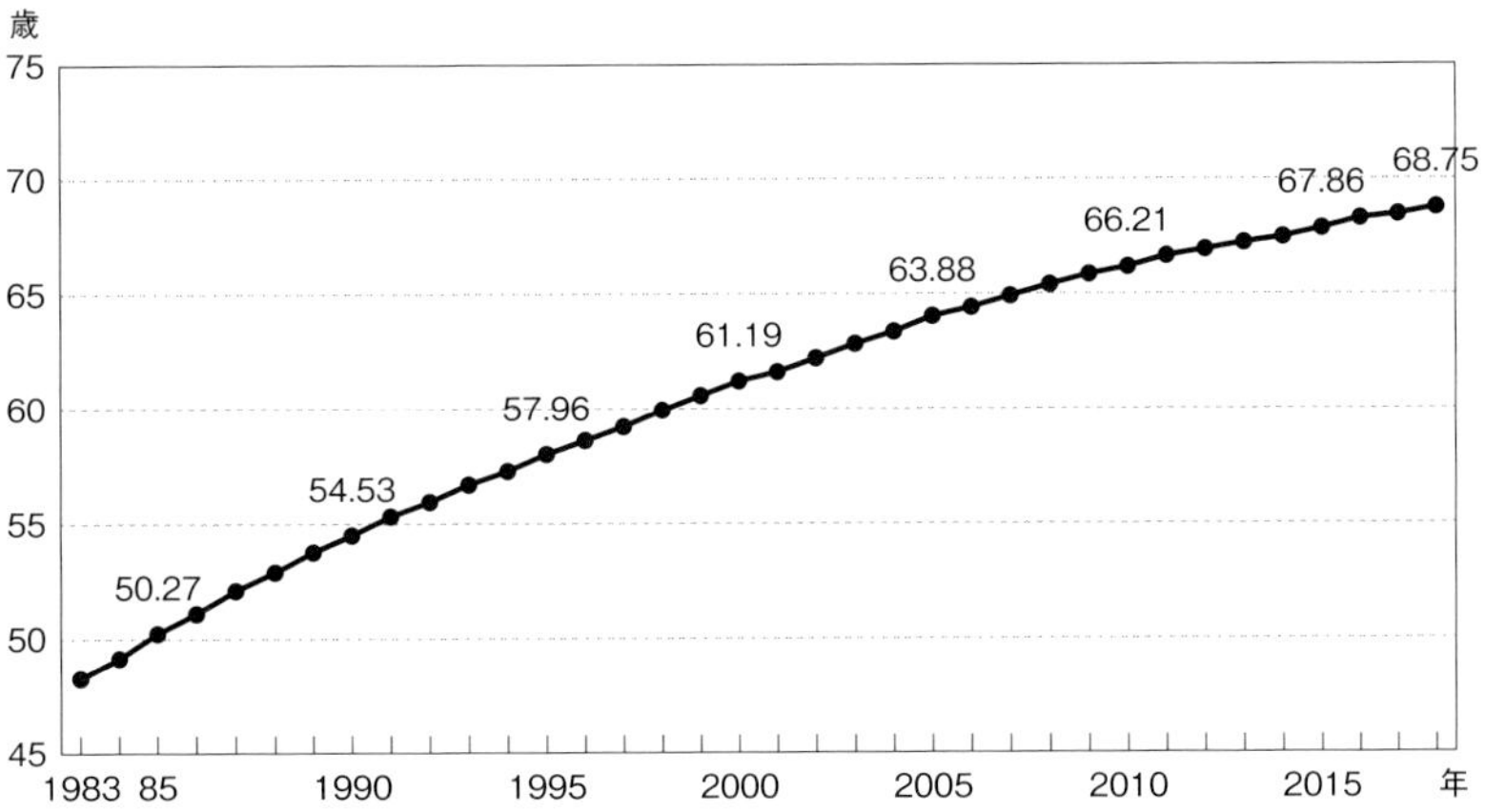

出典：わが国の慢性透析療法の現況　(一般社団法人)日本透析医学会　統計調査委員会

腎臓のしくみと役割

腎臓は体内の「ろ過装置」

皆さんもご存じのように、腎臓の最大の働きは「尿をつくり、不要な老廃物を体外に排出する」ことです。

腎臓が位置する場所は腰の上あたりの背中側で、背骨を挟んで左右にひとつずつあります。そら豆のような形をしており、大きさは握りこぶし程度。重さは大人の場合で120~160gほどです。

腎臓は、心臓から送り込まれた血液をろ過して、体外に排出する物質と体内に必要な物質とに分け、不要物を尿として膀胱《ぼうこう》に送り込みます。このろ過のために備わっているのが「ネフロン」という特殊な構造で、腎臓1個につき約100万個、左右合わせて約200万個ものネフロンが存在しています。

ネフロンの構造図解

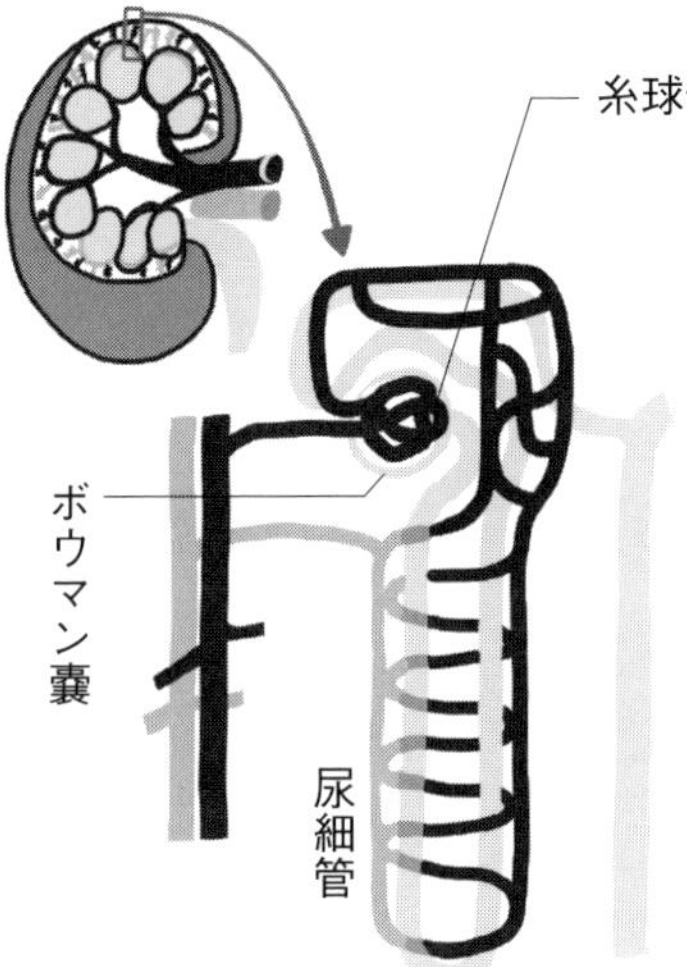

ネフロンは、毛細血管が球状に絡まった「糸球体」の部分（ボウマン嚢《のう》）と、糸球体につながる「尿細管」という管で構成されています。

心臓から送り出された血液は腹部の大動脈を通り、枝分かれをして約4分の1の量が腎動脈に流れ込みます。

腎動脈から腎臓に入り込んだ血液は、ボウマン嚢の中の糸球体を通っていったんろ過され、きれいになった血液は体内に戻り、老廃物を含んだ液体は「原尿」と呼ばれる尿の素になります。

原尿は次に尿細管に送り込まれ、原尿内に含まれている糖やナトリウム、アミノ酸といった必要な栄養分、水分などを尿細管から再吸収します。そして不要な老廃物と余分な水分だけが「尿」として尿管から膀胱に届けられ、体の外へ排出されるしくみになっているのです。

原尿は、健康な人で1日あたり約150L、大型のドラム缶1本分に相当する量がつくり出されますが、そのうち99％は尿細管から再吸収されるため、実際に尿として排出される量は約1・5Lとわずかです。

腎臓が担う5つの主な機能

このように老廃物や余分な水分を尿として排泄し、体の中をきれいに保つほか、腎臓には体内の水分量を調節する、ナトリウムやカリウムなどの電解質バランスを適正に保つ、血液の酸性・アルカリ性といったpHを調整するなどの働きもあります。

それだけではありません。骨の強化に必要なビタミンDの分泌を活性化させて、カルシウムやリンの吸収・排泄を調節して骨を丈夫にする、赤血球をつくる造血ホルモン（エリスロポエチン）を分泌して血液をつくる、血圧を調整するホルモン（レニン）を分泌して血圧をコントロールするなどの働きもしています。

まとめると腎臓は主に次のような5つの機能を担《にな》っています。

①老廃物や余分な水分を排泄する
②体内の水分量や電解質バランス、pHバランスを調整する
③ビタミンDを活性化させて、骨を丈夫にする
④造血ホルモンを分泌して赤血球をつくる
⑤血圧を適正にコントロールする

腎臓の機能が低下することによって、体内がきれいにクリーニングされなくなるだけでなく、体内環境が適正に保たれない、貧血が起きたり骨がもろくなったりするなど、生命や健康に影響を与えるさまざまな問題が生じやすくなってしまうことがおわかりいただけるのではないでしょうか。

慢性腎臓病は気づかないうちに進行する！

我慢強い腎臓は肝臓と並ぶ「沈黙の臓器」

腎機能の低下とはすなわち、健康なネフロンが減少し、体内環境を調整する働きが不十分になっていくということです。

健康に機能するネフロンの数が減っていけば、残っているネフロンに大きな負担がかかります。少なくなったネフロンで健康時と同じような働きを担おうとすることで、ネフロンがどんどん傷んでいき、腎臓が働かなくなっていく状態が慢性腎臓病と言ってよいでしょう。

ところが腎臓は我慢強い臓器で、負担がかかってもがんばってこらえてしまいます。自覚的な症状が出てくる頃には病状がかなり進んでいるケースが大半で、それゆえ腎臓は肝臓と並ぶ「沈黙の臓器」と言われています。

腎機能が低下していても初期の頃にはほとんど自覚症状はありません。しかし体内の老廃物が取り除かれず、体内のさまざまなバランスが崩れ、新しい血液の産生や骨の健康に支障が出てくるなど、体の老化は気づかないうちに進んでいきます。

また慢性腎臓病が進行すると加速度的に心血管疾患の発症が増え、心筋梗塞、心不全や脳卒中などの危険が増すと言われています。慢性腎臓病の最終ステージである「末期腎不全」に至ると、腎臓病そのものの悪化より、心筋梗塞、心不全や脳卒中で命を落とす方のほうが多いのです。

腎臓病の症状として現れるむくみ、夜間頻尿《ひんにょう》、貧血、疲労感、だるさ、吐き気、食欲不振、頭痛などは、慢性腎臓病が進行してからでないと出てきません。そのため、早期発見には定期的な健診で尿検査を行うことが重要です。

尿に異常が見られるとしても、腎機能の低下がまだ始まっていない段階であれば、生活習慣の改善で慢性腎臓病への移行を防ぐことができます。

慢性腎臓病に至ってしまうと腎機能を健康な状態に戻すことはむずかしくなり、進行を遅らせることが主眼となっていきますので、とにかく早期発見に努めましょう。

自宅でも尿の色や量、回数、体調などを日頃から意識し、次のような兆候があったら医療機関に相談して、必要な検査を受けるようにしましょう。

■腎臓の状態をチェックするポイント

●水分をたくさん摂っていないのに何度もトイレに行きたくなる（1日10回以上）
●毎回尿が泡立ち、泡がなかなか消えない（タンパク尿）
●尿の色が赤っぽかったり、茶褐色だったりする（血尿）
●寝ているときに尿意で何度も目が覚める（夜間頻尿）
●水分をたくさん摂っていないのに尿量が多く、喉が頻繁に渇く
●水分を摂っているのに尿の量が極端に少ない（1日400mL以下）
●指輪や靴がきつくなったと感じる
●起きたときに毎日まぶたや顔などがむくんでいる
●いつも疲れやすく、だるさを感じる
●少し運動しただけで息切れがする
●めまい、貧血、立ちくらみが以前より増えた
●汗をほとんどかかない、あるいは以前より汗をかきにくくなった

腎臓が関係する病気の種類

慢性腎臓病を代表する3つの病気

慢性腎臓病は個別の病気をひとまとめにしたものと前述しましたが、その中でもとくに患者さんの数が多い代表的な病気があります。それが「糖尿病性腎症」「慢性糸球体腎炎」「腎硬化症」の3つです。

慢性透析患者の原疾患を見てみると、最多が「糖尿病性腎症」で39・0%、次が「慢性糸球体腎炎」で26・8%、その次が「腎硬化症」10・8%（2018年末時点）と、この3つの病気でほぼ8割近くを占めています。

「糖尿病性腎症」と「腎硬化症」は生活習慣病と関連が深く、「慢性糸球体腎炎」は糸球体に炎症が起きる腎臓単体の病気です。

以下、簡単に説明しましょう。

【糖尿病性腎症】

糖尿病が原因で起きる腎臓合併症が糖尿病性腎症です。糖尿病は血液中のブドウ糖の濃度（血糖値）が高くなった「高血糖状態」が続く病気です。高血糖状態は血管を傷めます。そのため糖尿病を長く患うことで、毛細血管の集まりである糸球体の血管壁がダメージを受けて、通常はろ過されないタンパク質が尿の中に大量に漏れ出すようになり、腎臓の機能が低下して糖尿病性腎症に至ります。

初期の頃は、タンパク尿ではなく、血液中のタンパク質の主成分「アルブミン」が微量な濃度で出ていることがあります。自覚症状もほとんどないため、気づかれにくい病気です。

【腎硬化症】

高血圧と脂質異常症が原因で起こります。高血圧・脂質異常による動脈硬化が腎臓の血管にも及び、腎臓内の細い血管や糸球体が硬くなって、血液をうまくろ過できなくなった状態です。血管が硬くなるのと同時に狭くなることで腎臓への血流が減り、尿がつくられなくなることで腎不全につながります。

【慢性糸球体腎炎】

糸球体に慢性的な炎症が起こり、徐々に腎臓の機能低下が進行する病気を総称したものです。原因は免疫反応の異常と考えられており、病原体を退治するためにつくられた抗体が糸球体を傷つけて炎症を起こし、ろ過機能を低下させるとされています。

慢性糸球体腎炎の代表的な病気には次のようなものがあります。

・IgA腎症

慢性糸球体腎炎の約40%を占めます。IgAは体内の粘膜を病原体から守る抗体(免疫グロブリンA)で、何らかの反応異常でIgAが病原体とともに糸球体に沈着し、炎症を起こします。

・膜性腎症

糸球体の血管壁に免疫グロブリンGという抗体が沈着し、炎症を起こします。重度のタンパク尿が見られるほか、後述する「ネフローゼ症候群」の原因にもなります。

・巣状糸球体硬化症
糸球体の一部が部分的に硬くなる病気です。原因は不明で、比較的短い経過で腎不全に至ります。「ネフローゼ症候群」の原因となります。
・膜性増殖性糸球体腎炎
糸球体の毛細血管壁が厚くなり、腎臓の働きが低下します。
・慢性間質性腎炎
糸球体の周囲の間質に炎症が起こり、腎機能を低下させます。

三大疾患以外の主な腎臓病

以上の三大疾患のほか、慢性腎臓病を起こす病気には次のようなものがあります。

【痛風腎】
高尿酸血症が続くことの症状のひとつとして起こります。血液中に尿酸が増え尿酸が針状に結晶化し、これが尿細管や間質に沈着することで腎臓の機能が低下します。

【多発性嚢胞腎】
両方の腎臓に嚢胞（液体が詰まった袋）がいくつもできる遺伝性の病気です。尿細管をつくるPKDという遺伝子の異常によって起こるとされています。

【慢性腎盂腎炎】
細菌感染によって起こります。尿道や膀胱から大腸菌などの病原菌が入り込み、腎臓に炎症を起こす病気で、急性のものは尿道の短い女性に多く見られます。くり返し発症するようになると慢性になります。

【ネフローゼ症候群】
糸球体の異常によって尿の中に大量のタンパク質が漏れ出てしまい、タンパク質の主成分である「アルブミン」が血液中から減少してしまう症状の総称です。

これ以外に、消炎鎮痛剤や抗生物質などの長期間服用が腎臓の血流を停滞させて、腎臓の機能を低下させてしまうケースもあります。

腎臓病の大きな原因が高血圧や糖尿病などの生活習慣病

血管への障害が両者の共通項

生活習慣病と腎臓病は深いつながりがあります。透析を必要とする重篤な腎不全に至る三大疾患のうち、糖尿病から発症する「糖尿病性腎症」と、高血圧・脂質異常症に起因する「腎硬化症」が2つを占めていることからも、それは明らかでしょう。しかも、この2つの病気は慢性透析患者さんの原疾患において約5割にのぼります。

また「糖尿病性腎症」「慢性糸球体腎炎」「腎硬化症」のうち、「慢性糸球体腎炎」を原疾患とする透析患者さんの割合は減少傾向にありますが、生活習慣病に起因する「糖尿病性腎症」と「腎硬化症」は反対に増加傾向にあります。

腎臓を守るためには生活習慣病を予防すること、生活習慣病を治療することも、大変に重要であると言えるのです。

慢性透析患者　原疾患割合

2018年	
糖尿病性腎症	39.0%
慢性糸球体腎炎	26.8%
腎硬化症	10.8%
多発性嚢胞腎	3.6%
慢性腎盂腎炎，間質性腎炎	0.9%
急性進行性糸球体腎炎	0.9%
自己免疫性疾患に伴う腎炎	0.6%
不明	10.7%
その他	6.7%

主な生活習慣病は高血圧、糖尿病、脂質異常症などですが、いずれも血管に大きなダメージを与える病気です。血圧が高い状況、血管内にコレステロールなどが堆積している状況は血管壁を硬く狭くして動脈硬化の原因となりますし、高血糖が長期間続く状況も血管壁を傷つけてしまいます。

腎臓は毛細血管の集合体である糸球体や腎臓内の細い血管で体内の血液をろ過することが大きな役割です。したがって血管や血流に障害をきたす疾患があると、腎臓の機能もまた障害をきたしてしまうことは言うに及びません。

生活習慣病と腎臓病は相互に関連している

生活習慣病の背景にあるのが内臓脂肪型肥満に基づくメタボリック症候群です。

メタボリック症候群は生活習慣病の温床となり、さらには腎臓にも悪影響を与えて腎臓病を引き起こすリスク要因にもなっています。

生活習慣病と慢性腎臓病は、互いに影響して状態を悪化させていく点も見逃せません。たとえば動脈硬化から「腎硬化症」が起こり、「腎硬化症」の病態が進むと、今度はそのことが高血圧を悪化させる。このような悪循環が生じて、慢性腎臓病を進行させてしまうことになるのです。

動脈硬化は心筋梗塞や心不全、脳卒中といった心血管疾患のもとですが、以前から心臓と腎臓は生命維持において密接な関係にあることが知られており、腎機能が低下すると心血管疾患が増し、心血管疾患が増すと末期腎不全での死亡率が上がるなどの関係性もあります。

またメタボリック症候群につながる不適切な食生活や運動不足、喫煙といった悪い生活習慣そのものも慢性腎臓病の発症要因となります。

慢性腎臓病と生活習慣病の関係

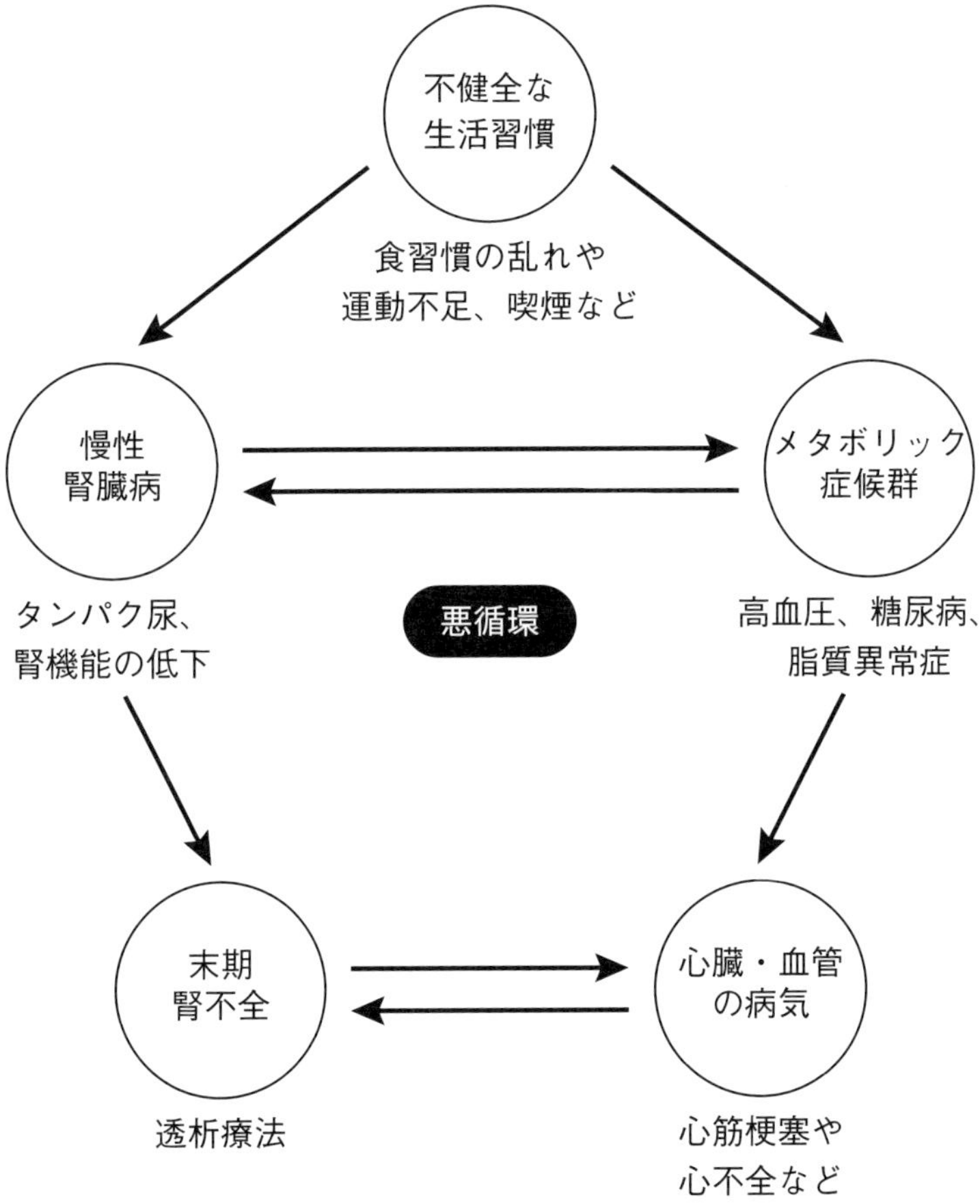

尿検査と血液検査でわかる腎機能低下の兆候

健診結果で注目してほしい4つの項目

日常生活において腎臓の状態をチェックするポイントを18ページで紹介しましたが、項目として挙げた兆候は、体調不良なども原因として起こることがあり、腎機能の低下が原因ではない場合もあります。

もちろん日頃から尿の状態や体調をチェックしていただくことは大切ですが、より確実に腎臓の状態を知るには、健康診断後の検査結果にもぜひ意識を向けてみてください。

健康診断で腎臓の状態を確認できる検査は尿検査と血液検査です。目安として注目してほしいのが次のような項目です。

・尿タンパク
・尿潜血
・血清クレアチニン値（Cr）
・血液尿素窒素（BUN）

尿タンパクと血清クレアチニン値はとくに注意

尿検査でわかるのが「尿タンパク」と「尿潜血」です。

尿タンパクは、尿中にタンパク質が出ているかどうかを調べるもので、「＋（陽性）」・「＋－（偽陽性）」・「－（陰性）」で判定されます。正常とされるのは「－（陰性）」です。「＋－（偽陽性）」はほぼ正常ですが、経過観察が勧められます。「＋（陽性）」となっている場合はタンパク質が出ているということになり、含まれる量が多いほど「＋＋」のように＋の数が増えます。

尿潜血は尿中に血が混じっていないかを調べるものです。こちらも「＋（陽性）」・「－（陰性）」で判定され、＋となった場合は腎臓や尿管、膀胱、尿道から出血している恐れがあります。

ただし尿検査の結果は体調によって左右されるため、異常が出たときは日を改めて再検査をし、一過性のものかどうかを確認します。また、判定結果が「＋−」となることもありますが、これはほぼ正常であるものの経過観察が必要とされる状態です。

このほか糖尿病が疑われる人には、尿に糖が出ているかを試験紙で調べる「尿糖」検査、「微量アルブミン尿」検査なども行われます。

血液検査のほうで注目したいのが「血清クレアチニン値（Ｃｒ）」と「血液尿素窒素（ＢＵＮ）」です。クレアチニンは、筋肉を動かすことで発生する老廃物で、糸球体でろ過された後、尿細管で再吸収されることなく体外に排出されます。したがって血中のクレアチニン値が高いということは、腎機能が低下して、体外への排出がうまくいっていないことを示します。血清クレアチニン値の基準範囲は、男性「０・６５〜１・０９㎎／dL」、女性「０・４６〜０・８２㎎／dL」です。基準値を超えているようなら腎機能の低下が考えられます。

尿素窒素はタンパク質が体内で代謝された後にできる老廃物で、クレアチニンと同様、血中濃度が高い場合は腎機能の低下で体外への排出ができていないということです。基準範囲は「８〜20㎎／dL」です。

4つの項目の中で、「尿タンパク」と「血清クレアチニン値」は、腎臓の状態を知るためのわかりやすい指標といえるでしょう。これらの数値に異常が見られたら腎臓が傷んできている可能性があります。

もうひとつの重要な指標「GFR」

腎機能の状態を把握するための、もうひとつの重要な指標となるのが「GFR（糸球体ろ過量）」です。これは糸球体が1分間でどのくらいの血液量をろ過できるか示したもので、数値が低い人ほど腎機能が低下していることになります。

健康な人のGFRは「100mL／分／1・73㎡」程度、すなわち1分間で100mL前後の原尿をつくることができます。これが「60mL／分／1・73㎡」未満になっていると腎機能が低下しています。

数値を正確に調べるには、24時間の蓄尿を行い、血中・尿中のクレアチニン値を測定する「クレアチニン・クリアランス」という方法を用いる検査が必要なのですが、慢性腎臓病かどうかを診断する際は、血液検査の「血清クレアチニン値」から算出された「eGFR（推算糸球体ろ過量）」が指標として活用されます。

慢性腎臓病かどうかはこの指標でわかる

機能低下の兆候が3カ月以上続いたら黄信号

慢性腎臓病の診断基準は、

①尿検査、画像診断、血液所見、病理所見などの結果から腎障害の存在が明らかか

②GFR（糸球体ろ過量）が「60mL／分／1・73㎡未満」で腎機能低下が見られる

この①②のいずれか、または両方が3カ月以上続いた場合

とされています。

尿検査や血液検査で慢性腎臓病が疑われるときは、「腎生検」「画像診断」といった、より詳細な検査が行われることもあります。

「腎生検」は、腎臓に細い針を刺して組織を取り出し、顕微鏡で観察する検査で、局部麻酔をして針を刺す方法と手術で切開して行う方法とがあります。どちらも検査後は、安静にして出血を抑えるために入院が必要となります。

「画像診断」はＣＴ（コンピュータ断層撮影）、超音波エコー、血管造影、ＭＲＩ（磁気共鳴画像）などを使って、腎臓の状態や様子を確認する検査です。

こうした検査から腎障害が３カ月以上にわたって見られること、ＧＦＲ（糸球体ろ過量）の数値が３カ月以上にわたって「60mL／分／1・73㎡未満」であることが慢性腎臓病かどうかを判断する指標となります。

前述したように正確なＧＦＲを調べるには時間がかかり、診断の場では「ｅＧＦＲ（推算糸球体ろ過量）」が活用されています。次ページに、ご自身のｅＧＦＲがひと目でわかる早見表を掲載しますので、健診結果などで「血清クレアチニン値」がわかっている方は慢性腎臓病かどうかを確認してみてください。

見方は、年齢欄のご自分の年齢と、血清クレアチニン数値の欄とが交差する枠を見つけ、中の数値を確認するだけです。枠の中の色は進行度（ステージ）で、色が濃いほど症状が進んでいることを表します。

出典：日本腎臓学会「eGFR男女・年齢別早見表」

男性

年齢（歳）

血清Cr (mg/dL)

血清Cr (mg/dL)	50	55	60	65	70	75	80	85
0.6	110.4	107.4	104.8	102.4	100.2	98.3	96.5	94.8
0.7	93.3	90.7	88.5	86.5	84.7	83.0	81.5	80.1
0.8	80.6	78.4	8605	74.7	73.2	71.7	70.4	69.2
0.9	70.8	69.9	67.2	65.7	64.3	63.1	61.9	60.8
1.0	63.1	61.4	59.9	58.5	57.3	56.2	55.2	54.2
1.1	56.9	55.3	54.0	52.7	51.6	50.6	49.7	48.8
1.2	51.7	50.3	49.1	48.0	46.9	46.0	45.2	44.4
1.3	47.4	46.1	45.0	43.9	43.0	42.2	41.4	40.7
1.4	43.7	42.5	41.5	40.5	39.7	38.9	38.2	37.5
1.5	40.5	39.4	38.4	37.6	36.8	36.1	35.4	34.8
1.6	37.7	36.7	35.8	35.0	34.3	33.6	33.0	32.4
1.7	35.3	34.4	33.5	32.8	32.1	31.4	30.9	30.3
1.8	33.2	32.3	31.5	30.8	30.1	29.5	29.0	28.5
1.9	31.3	30.4	29.7	29.0	28.4	27.8	27.3	26.9
2.0	29.6	28.8	28.1	27.4	26.8	26.3	25.8	25.4
2.1	28.0	27.3	26.6	26.0	25.5	25.0	24.5	24.1
2.2	26.6	25.9	25.3	24.7	24.2	23.7	23.3	22.9
2.3	25.4	24.7	24.1	23.5	23.0	22.6	22.2	21.8
2.4	24.2	23.6	23.0	22.5	22.0	21.6	21.2	20.8
2.5	23.2	22.5	22.0	21.5	21.0	20.6	20.2	19.9
2.6	22.2	21.6	21.1	20.6	20.2	19.8	19.4	19.1
2.7	21.3	20.7	20.2	19.8	19.3	19.0	18.6	18.3
2.8	20.5	19.9	19.4	19.0	18.6	18.2	17.9	17.6
2.9	19.7	19.2	18.7	18.3	17.9	17.5	17.2	16.9
3.0	19.0	18.5	18.0	17.6	17.2	16.9	16.6	16.3
3.1	18.3	17.8	17.4	17.0	16.6	16.3	16.0	15.7
3.2	17.7	17.2	16.8	16.4	16.1	15.7	15.5	15.2
3.3	17.1	16.6	16.2	15.9	15.5	15.2	14.9	14.7
3.4	16.5	16.1	15.7	15.3	15.0	14.7	14.5	14.2
3.5	16.0	15.6	15.2	14.9	14.6	14.3	14.0	13.8
3.6	15.5	15.1	14.8	14.4	14.1	13.8	13.6	13.3
3.7	15.1	14.7	14.3	14.0	13.7	13.4	13.2	13.0
3.8	14.7	14.3	13.9	13.6	13.3	13.0	12.8	12.6
3.9	14.2	13.9	13.5	13.2	12.9	12.7	12.4	12.2
4.0	13.9	13.5	13.1	12.8	12.6	12.3	12.1	11.9

□ G1+2　□ G3a　□ G3b　□ G4　□ G5

例　67歳男性でクレアチニン値3.0の場合
eGFRは17.2（70歳）～17.6（65歳）で、ステージ4（G4）となります

女性

年齢（歳）
血清Cr（mg/dL）

	50	55	60	65	70	75	80	85
0.6	81.6	79.4	77.4	75.7	74.1	72.6	71.3	70
0.7	68.9	67.1	65.4	63.9	62.6	61.3	60.2	59.2
0.8	59.5	57.9	56.5	55.2	54.1	53.0	52.0	51.1
0.9	52.3	50.9	49.7	48.6	47.5	46.6	45.7	45.0
1.0	46.6	45.4	44.3	43.3	42.4	41.5	40.8	40.1
1.1	42.0	40.9	39.9	39.0	38.2	37.4	36.7	36.1
1.2	38.2	37.2	36.3	35.4	34.7	34.0	33.4	32.8
1.3	35.0	34.1	33.2	32.5	31.8	31.2	30.6	30.1
1.4	32.3	31.4	30.6	29.9	29.3	28.7	28.2	27.7
1.5	29.9	29.1	28.4	27.8	27.2	26.6	26.2	25.7
1.6	27.9	27.1	26.5	25.9	25.3	24.8	24.4	24.0
1.7	26.1	25.4	24.8	24.2	23.7	23.2	22.8	22.4
1.8	24.5	23.9	23.3	22.7	22.3	21.8	21.4	21.1
1.9	23.1	22.5	21.9	21.4	21.0	20.6	20.2	19.8
2.0	21.9	21.3	20.7	20.3	19.8	19.5	19.1	18.8
2.1	20.7	20.2	19.7	19.2	18.8	18.4	18.1	17.8
2.2	19.7	19.2	18.7	18.3	17.9	17.5	17.2	16.9
2.3	18.8	18.2	17.8	17.4	17.0	16.7	16.4	16.1
2.4	17.9	17.4	17.0	16.6	16.3	15.9	15.6	15.4
2.5	17.1	16.7	16.2	15.9	15.5	15.2	15.0	14.7
2.6	16.4	16.0	15.6	15.2	14.9	14.6	14.3	14.1
2.7	15.7	15.3	14.9	14.6	14.3	14.0	13.8	13.5
2.8	15.1	14.7	14.4	14.0	13.7	13.5	13.2	13.0
2.9	14.6	14.2	13.8	13.5	13.2	13.0	12.7	12.5
3.0	14.0	13.6	13.3	13.0	12.7	12.5	12.3	12.0
3.1	13.5	13.2	12.8	12.5	12.3	12.0	11.8	11.6
3.2	13.1	12.7	12.4	12.1	11.9	11.6	11.4	11.2
3.3	12.6	12.3	12.0	11.7	11.5	11.2	11.0	10.9
3.4	12.2	11.9	11.6	11.3	11.1	10.9	10.7	10.5
3.5	11.8	11.5	11.2	11.0	10.8	10.5	10.4	10.2
3.6	11.5	11.2	10.9	10.7	10.4	10.2	10.0	9.9
3.7	11.1	10.8	10.6	10.3	10.1	9.9	9.7	9.6
3.8	10.8	10.5	10.3	10.0	9.8	9.6	9.5	9.3
3.9	10.5	10.2	10.0	9.8	9.6	9.4	9.2	9.0
4.0	10.2	10.0	9.7	9.5	9.3	9.1	8.9	8.8

□G1+2　□G3a　□G3b　□G4　□G5

■年齢とクレアチニン値が重なるところの数値を見ます
eGFRの単位＝mL ／分／ 1.73m^2

腎臓病になるとどのような治療が行われるのか

「生活習慣の改善」「原因疾患の治療」が二本柱

慢性腎臓病は生活習慣病のひとつと言ってもよい病気です。そのため大前提となる治療が生活習慣の改善です。加えて、慢性腎臓病を引き起こした生活習慣病などの原因疾患があれば、その治療も併せて行っていきます。

すなわち「生活習慣の改善」と「原因疾患の治療」が慢性腎臓病の治療の二本柱です。さらに、具体的なアプローチとしては「①生活習慣の改善」「②運動療法（腎臓リハビリテーション）」「③食事療法」「④薬物療法」の4つがあります。どのような治療を行うかは、慢性腎臓病の進行ステージとその方の状態・病態で変わってきます。進行度はステージ1（G1）～ステージ5（G5）の6段階（左図）に分かれており、ステージが上がるにつれて重篤度が増していきます。

慢性腎臓病の進行度

<table>
<tr><td colspan="3">①尿タンパクの値</td><td>正常</td><td>微量</td><td>多い</td></tr>
<tr><td>糖尿病以外の人</td><td colspan="2">尿タンパク</td><td>ー±</td><td>1＋</td><td>2＋以上</td></tr>
<tr><td>糖尿病の人</td><td colspan="2">尿アルブミン値
(mg/gCr)</td><td>30未満</td><td>30～299</td><td>300以上</td></tr>
<tr><td rowspan="6">②腎機能＝
eGFR
(推算糸球体
ろ過量)
単位
(mL/分・1.73㎡)</td><td rowspan="6">高い
↕
低い</td><td>G1
90以上</td><td rowspan="2">正常</td><td rowspan="2">軽度</td><td rowspan="2">中等度</td></tr>
<tr><td>G2
60～89</td></tr>
<tr><td>G3a
45～59</td><td>軽度</td><td>中等度</td><td rowspan="4">高度</td></tr>
<tr><td>G3b
30～44</td><td>中等度</td><td rowspan="3">高度</td></tr>
<tr><td>G4
15～29</td><td rowspan="2">高度</td></tr>
<tr><td>G5
15未満</td></tr>
</table>

横軸の「①尿タンパク」（糖尿病の人は尿アルブミン）の値」と、
縦軸の「②eGFRの値」を組み合わせ、腎機能を
正常・軽度・中等度・高度の4段階に分類

進行ステージによって治療は異なる

4つの療法では、次のような指導・治療を行っていきます。

①生活習慣の改善
肥満の解消、禁煙、節酒、睡眠など、生活習慣を改善する
②運動療法（腎臓リハビリテーション）
無理のない程度に体を動かし、筋力低下を防いで腎機能の向上を促す
③食事療法
適切なエネルギー摂取、減塩、タンパク質・カリウム・リンの摂取制限など
④薬物療法
原因となった生活習慣病の治療、腎機能の状態に合わせた薬の投与

ステージ1（G1）・ステージ2（G2）は回復の余地があり、生活習慣の改善が鍵を握ります。原因疾患があるなら治療を進め、食事と運動にも気をつけましょう。

CKDステージ	ステージ1・2 (G1・G2)	ステージ3 (G3a・G3b)	ステージ4 (G4)	ステージ5 (G5)
推算GFR値 (mL/分/1.73m^2)	90以上 89～60	59～30	29～15	15未満
腎臓の働き	低下	低下	低下	末期腎不全
重症度	正常 軽度	軽度 中等度	高度	高度
治療法	生活習慣の改善	生活習慣の改善 食事・薬物療法	生活習慣の改善 食事・薬物療法 透析・移植の検討	生活習慣の改善 食事・薬物療法 透析・移植の準備

ステージ３（Ｇ３ａ・ｂ）以降になると、慢性腎臓病が強く疑われる段階となり、現状の腎機能を維持することが目標になります。またステージ４（Ｇ４）になると、残念ながら腎機能の回復はむずかしく、４つの療法で可能な限り現状を維持しながら、透析治療を遅らせることが治療目標になります。

ステージ５（Ｇ５）は「末期腎不全」と呼ばれる状態で、透析または腎移植の腎代替療法が必要になります。透析には、血液を体外の機械に通し、きれいになった血液を再び血管に戻す「血液透析」、自分自身の腹膜を介して行う「腹膜透析」の２種類があります。

「腎臓のために安静第一」は時代遅れの考え方に

「動くほうが腎臓病にはよい」が今は常識

治療のための4つの療法の中で、近年とても重要視されているのが運動療法です。かつて腎臓病の患者さんの治療では「安静第一」が原則とされ、運動は制限されていました。運動後にタンパク尿が出ることなどから、運動は腎臓に負担をかけて病態を悪化させる、だから安静が第一と考えられていたためです。

その考え方が大きく変わったのは2000年代に入ってからです。

それより前の1995年、末期腎不全のラットを使った私たちの研究で運動が腎臓病によい効果をもたらしたことを受け、私自身「安静第一」に疑問を抱くようになっていたのですが、当時はまだ「腎臓病に運動は禁物」が主流の考え方でした。

しかしその後、2005年にアメリカで出された透析患者さんへの臨床ガイドラインで運動が推奨され、さらに海外の権威ある医学誌『ランセット』が健康への運動不足の弊害を特集し、運動療法の有効性が広く認められるようになりました。

以降は国内外で臨床研究が進み、現在は「運動制限するほうが腎機能の急速な低下を招く」「慢性腎臓病の予防にも予後の経過にも運動がよい結果をもたらす」という考え方が常識となっています。「腎臓病に運動は禁物」の考え方は時代遅れとなっているのです。

動かない生活はなぜ腎臓病によくないのか

運動療法の効果について、ひとつ紹介しましょう。

２０１９年に行われた実験で、ステージ3〜ステージ5の慢性腎臓病患者１５１人に週60分の持久力トレーニングを行ってもらい、さらに週90分の筋トレを加えたグループと週90分のバランス訓練を加えたグループで1年後の経過を見たところ、両グループとも尿タンパクが低下し、とくに筋トレ群では大きな効果が見られました。

運動が効果を上げる理由が筋肉との関係です。安静第一で動かない生活が続くと、筋肉量や筋力の低下を招きます。人間の筋肉は30歳頃から1年に１％ずつ減少していくと言われていますが、トイレと食事以外は横になったままの生活だと1日で1%、1日完全に安静にしていると1日で2%も筋肉量や筋力が落ちてしまうのです。これは1日で1~2歳も体が老化してしまうということです。

筋肉の低下は、サルコペニア（加齢や疾患で筋肉量や筋力、身体機能が低下した状態）やフレイル（加齢に伴って筋力や心身の活力が低下した虚弱状態）にもつながります。

動かない生活は、こうした身体能力の低下や虚弱化を招き、ストレスに対する抵抗力も弱めます。運動不足によって、腎臓病の原疾患となる糖尿病や高血圧、脂質異常症などの生活習慣病も悪化していきます。

慢性腎臓病の患者さんはサルコペニアやフレイルを合併しやすく、動かない生活を続けていると感染症にかかりやすくなったり、腎臓病の進行そのものを速めたり、心血管疾患を引き起こしたりして、死亡リスクを高めてしまうことになるのです。

皆さんの中には腎機能を悪化させないように運動を避け、安静を心がけて座りっぱなしの生活をしている方がいらっしゃるかもしれません。けれどもそれは逆効果なのです。腎臓病を進行させないためには、ぜひ運動を習慣にしてください。

「東北大式」腎臓リハビリテーションとは

生活機能と運動機能を改善する包括的プログラム

慢性腎臓病であっても運動が大切であることはご理解いただけたのではないかと思います。腎臓病の治療に運動療法が取り入れられているのも、運動が腎機能の低下を遅らせてくれるからですが、とはいえ、いきなりの急激な運動や過度の運動はやはりよくありません。

そこで私たち東北大学では、腎臓病患者さんに向けて「腎臓リハビリテーション」を考案し、提唱しています。

腎臓リハビリテーションは、「腎疾患や透析医療に基づく身体的・精神的影響を軽減させ、症状を調整し、生命予後を改善し、心理社会的ならびに職業的な状況を改善する」ことを目的としたものです。

具体的には運動療法、食事療法と水分管理、薬物療法、患者教育、精神的・心理的サポートなどを長期にわたって行う包括的なプログラムで、中でも中核的な役割を果たしているのが運動療法です。

対象は、状態が安定している保存期（透析に至る前の段階）の慢性腎臓病患者さんと透析期の患者さんです。透析を受けている人でも運動は可能ですし、その効果も立証されています。たとえば透析患者565人を対象とした海外の研究（Exercise training in haemodialysis patients: A systematic review and meta－analysis）では、運動を行うと、体力の指標となる最高酸素摂取量が上昇し、筋肉量や筋力が向上するなど、透析患者さんの身体機能の向上に有効であることが示されています。また腎臓リハビリテーションを受けた患者さんからは、腎機能が回復しただけでなく、身体機能が上がって生活動作がラクになり、心身ともに活力が回復したとの声もよく聞かれるのです。

運動療法の3つの柱

「東北大式」腎臓リハビリテーションの中の運動療法は、ストレッチ、有酸素運動、

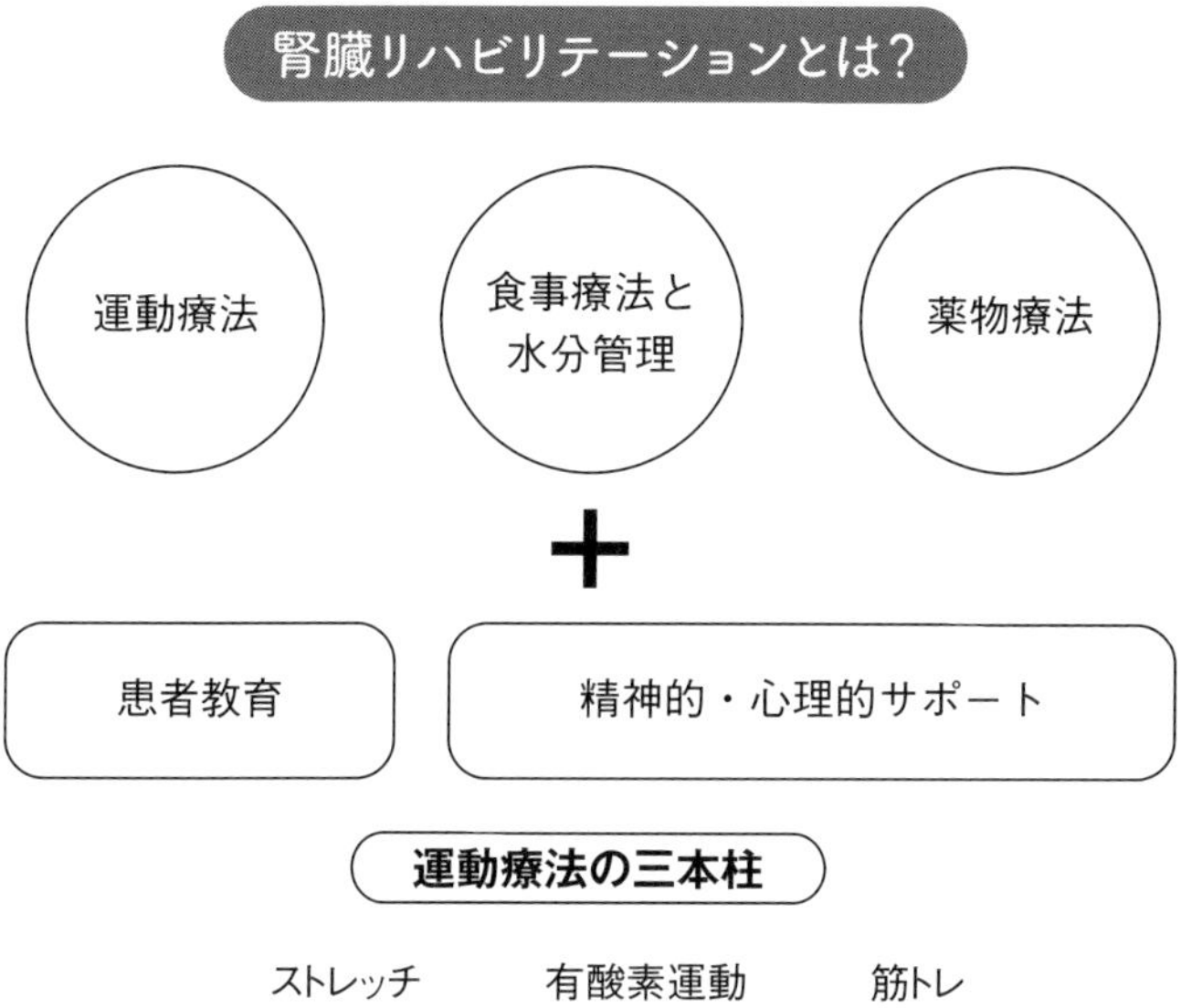

筋トレの３つの柱で構成され、３つを組み合わせることで相乗効果を狙います。

ストレッチは、血流を上げて体を温めてくれるほか、筋肉や関節の動きをなめらかにし、安全に運動を行うためのウォーミングアップにもなります。

ウォーキングやサイクリング、水泳などの有酸素運動は血液の循環を高め、心肺機能の向上、体脂肪の減少、骨量・骨密度の増加、血圧の低下など、多くの健康効果をもたらしてくれます。

筋トレは筋肉に負荷をかけることで筋肉量や筋力をつけてくれます。ですからこれらをバランスよく行うことが大切なのです。

リハビリ運動療法のメリット

多様な効果やメリットが期待できる

「東北大式」腎臓リハビリテーションをはじめとするリハビリ運動療法の第一のメリットは、何といっても腎機能そのものを高めてくれることでしょう。運動で全身の血液循環が促されれば、腎臓にも新鮮な酸素と栄養が供給されます。海外からの報告でも、「通常治療にウォーキングを加えると開始後から腎機能の改善が認められた」「10年にわたる追跡調査の結果、ウォーキングをしていた慢性腎臓病の患者さんは死亡リスクが低下し、透析や腎移植に移行する率が低かった」などの結果が示されています。

また運動不足は内臓脂肪を増やし、メタボリック症候群につながりやすくなります。メタボリック症候群が生活習慣病の大きなリスク要因であることは前述しました

「東北大式」腎臓リハビリテーションの効果

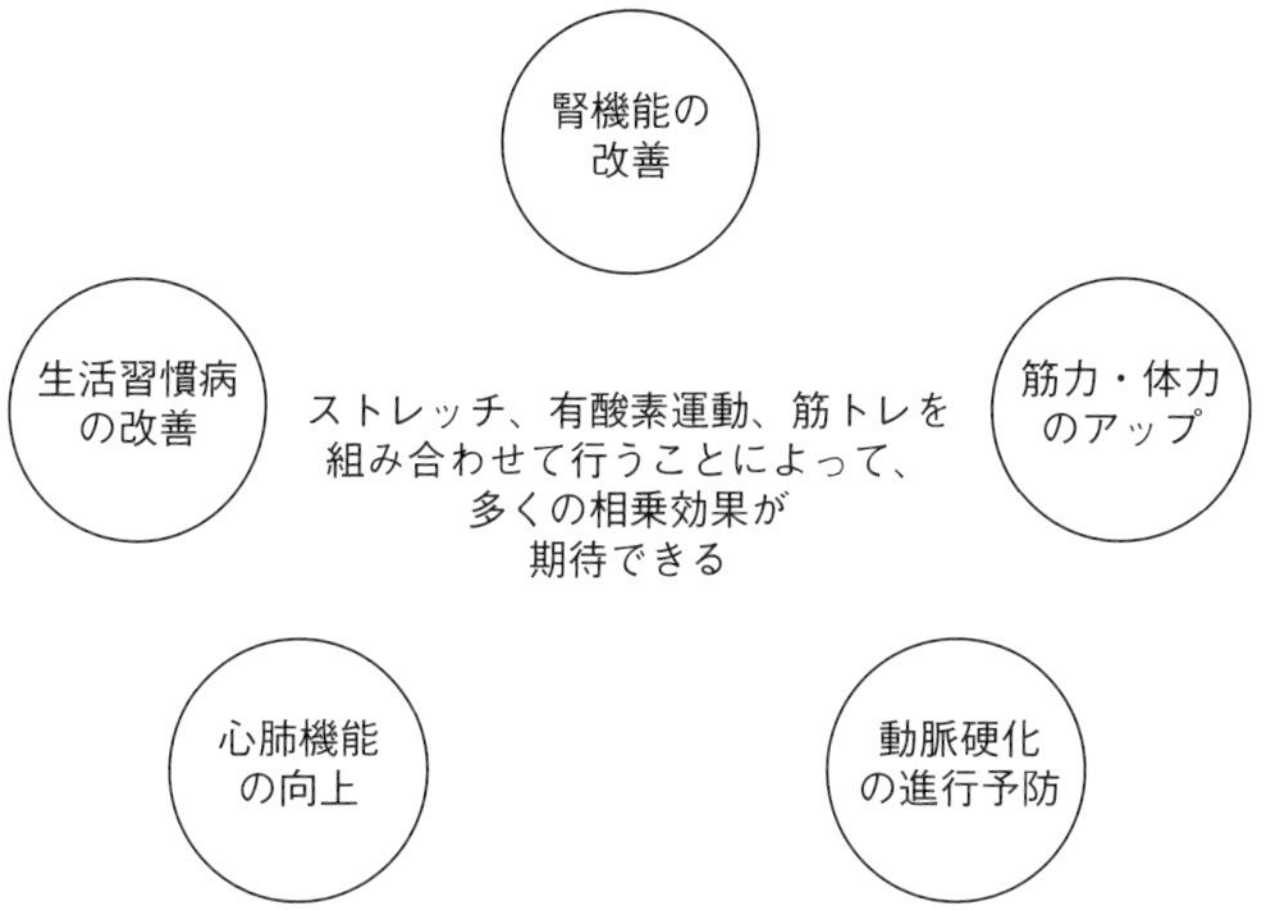

が、運動を取り入れることで内臓脂肪の低減が図られ、慢性腎臓病の原因となる生活習慣病を予防したり、改善したりすることができる点もメリットです。

さらに運動は、血管を拡張して血圧を下げることにも役立ちます。高血圧改善、心筋梗塞や脳卒中の予防にもなるのです。心肺機能の向上に有効な有酸素運動に加えて筋トレを行うことで筋肉量や筋力の低下を防ぐことができますし、負荷をかけると骨量の産生が増えて、骨粗しょう症を予防できるといったメリットもあります。

腎機能が低下し始めたら未病のうちに行うことも大切

初期段階であるほど腎臓の健康が守れる

運動療法は、透析が必要となったステージ5（G5）の患者さんも含め、ステージ3（G3）以降の慢性腎臓病患者さんのほとんどに一定の効果を与えてくれます。しかし運動を取り入れるのであれば、一刻も早いほうがよいことは言うまでもありません。腎機能に低下が見られ始めた初期のステージ（G1・G2）で運動を習慣にすれば、腎臓の健康回復につながり、慢性腎臓病への移行を防ぐことが可能です。

手始めはウォーキングからで構いません。週3～5回のウォーキングを習慣化するとともに、自宅でできるストレッチ体操と筋トレをプラスしていきましょう。次の章では、手軽にできる体操と筋トレを紹介しています。腎臓病の方はもちろん、まだ腎臓病には至っていない未病の方も、ぜひ腎臓リハビリに取り組んでください。

2章

「東北大式」
腎機能改善トレーニング

注意点

高齢者こそ運動が必要ですが、やり過ぎてもいけないのでバランスが大切です。

毎日少しずつコツコツと

- ひ……広い範囲で
- な……長く行う
- ま……マイペースで
- つ……「つー」と言いながら息を止めずに
- り……リラックスしてゆっくり

運動を控えたほうがいい人・医師と相談すべき人

こんな人は運動をする前に主治医と相談してください。

・高血圧の人で最大血圧180㎜ Hg以上
・糖尿病の人で空腹時血糖値250㎎ /dL以上
・急性腎炎・ネフローゼ症候群
・心不全や狭心症があって症状が安定しない人
・急激に症状が悪化した慢性腎臓病の人

おすすめ運動プログラム

月	●腎臓お目覚めストレッチ ●腎臓いきいき運動の中から1つ ●腎臓強化筋トレ
火	●腎臓お目覚めストレッチ ●腎臓いきいき運動の中から1つ
水	●腎臓お目覚めストレッチ ●腎臓強化筋トレ
木	●腎臓お目覚めストレッチ ●腎臓いきいき運動の中から1つ
金	●腎臓お目覚めストレッチ ●腎臓いきいき運動の中から1つ ●腎臓強化筋トレ
土	●腎臓お目覚めストレッチ ●腎臓いきいき運動の中から1つ
日	休み

※腎臓お目覚めストレッチははじめに行う。①～④が基本だが、余裕があれば⑤～⑪のいずれかを加える
※腎臓いきいき運動は週3～5回　筋トレは週2～3回
※腎臓強化筋トレは同じ種目を続けない

腎臓お目覚めストレッチ①

かかとアップダウン

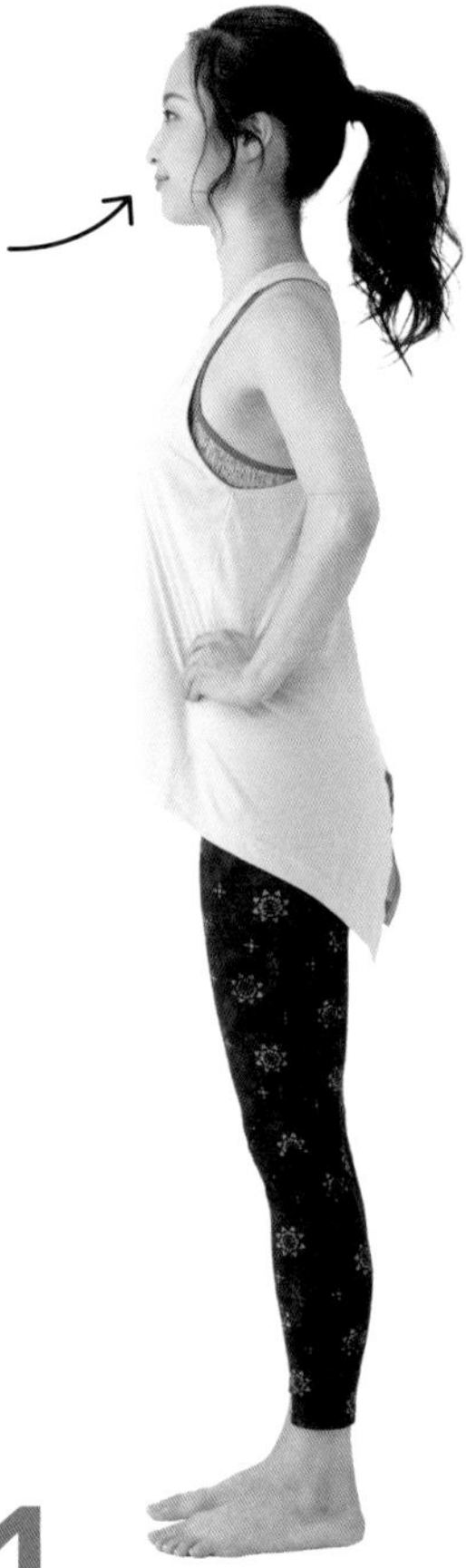

1

両足を揃えて立つ。
息を吸う。

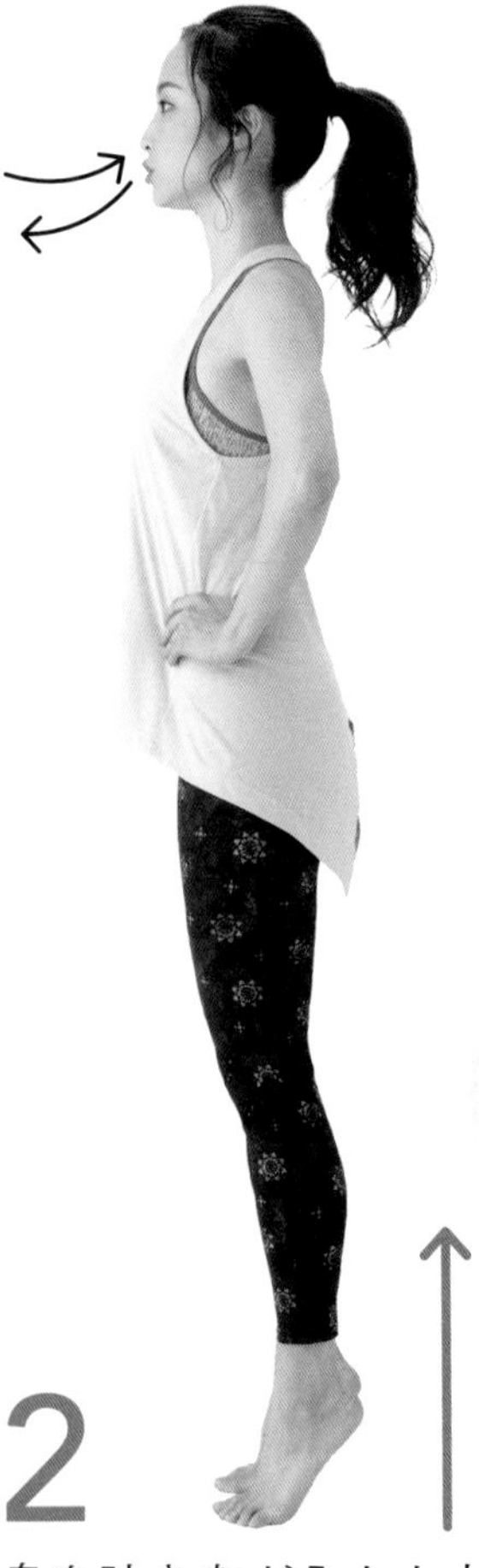

2

息を吐きながらかかとをゆっくり５秒間かけて上げる。息を吸う。今度は息を吐きながら５秒間かけて下ろす。

POINT

息を吐くときには「つー」と言いながら

5~10回
くり返す

腎臓お目覚めストレッチ②

バレエのような足上げ

1～4を
5～10回
くり返す

右の足と
交互に行う

1

イスの背や手すりにつかまり、立つ。

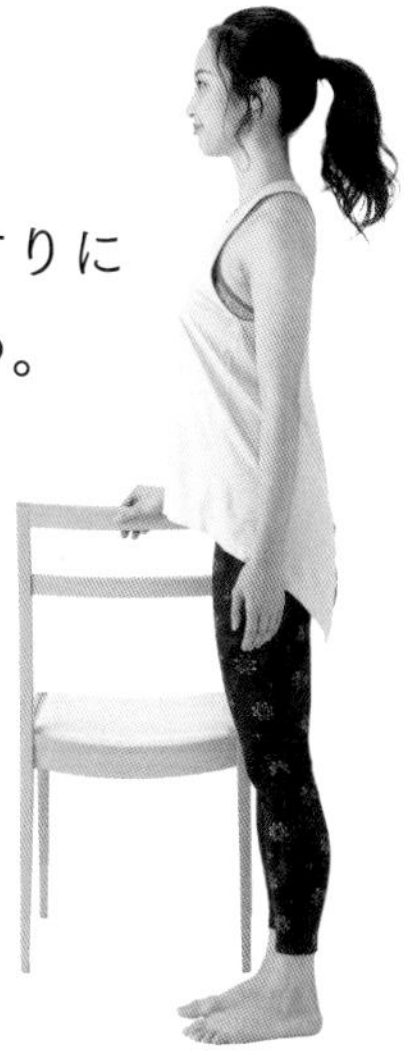

2

鼻から息を吸ったら左の足をゆっくり5秒間かけて前に上げる（息を吐きながら行う）。

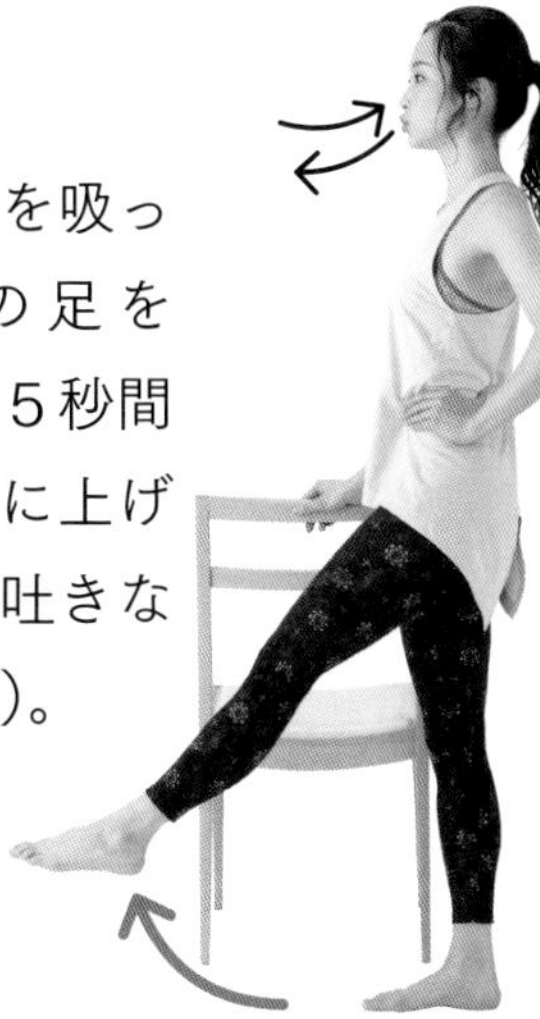

3

鼻から息を吸ったら上げた足のひざをゆっくり曲げて上に上げる（息を吐きながら行う）。

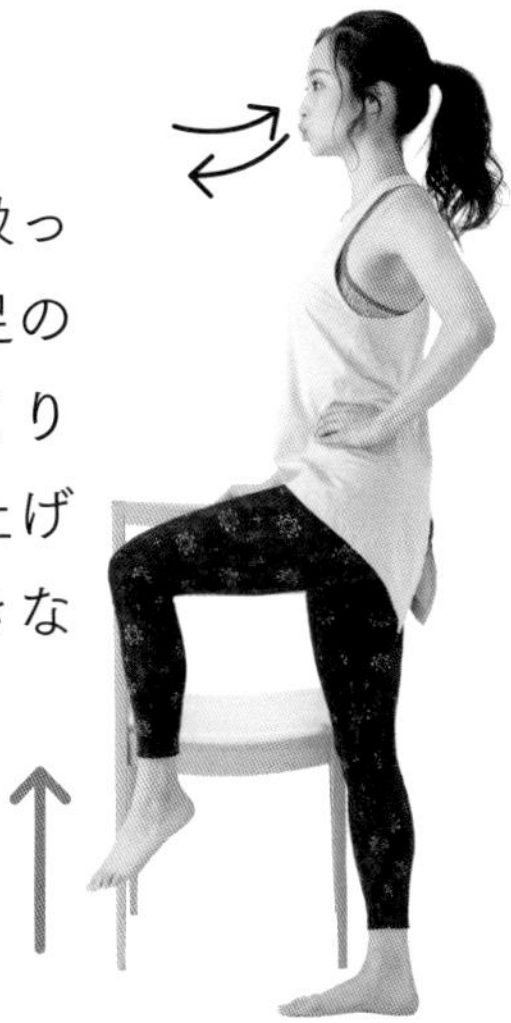

POINT

息を吐くときには「つー」と言いながら

4

鼻から息を吸ったら足を下ろし、後ろへ伸ばす（息を吐きながら行う）。

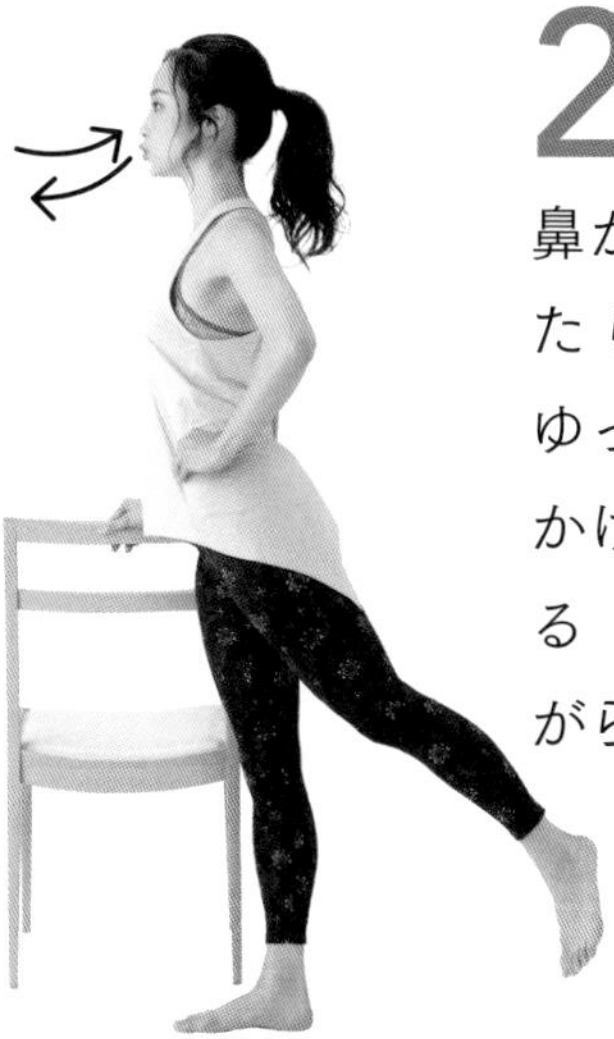

腎臓お目覚めストレッチ③

スローばんざい

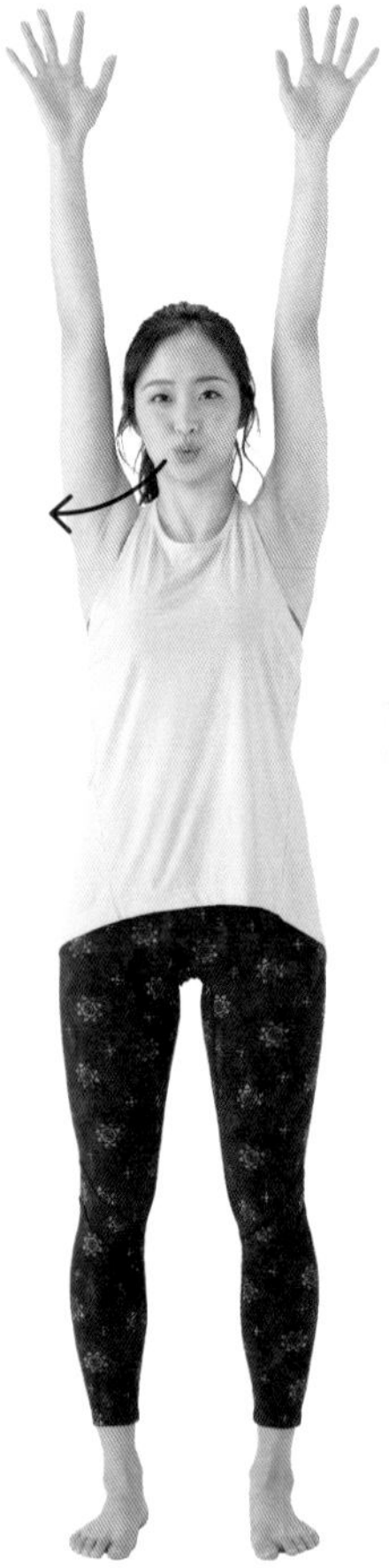

POINT

息を吐くときには「つー」と言いながら

2~3を5~10回くり返す

1

両足を肩幅にひらいて立つ。息を吸う。

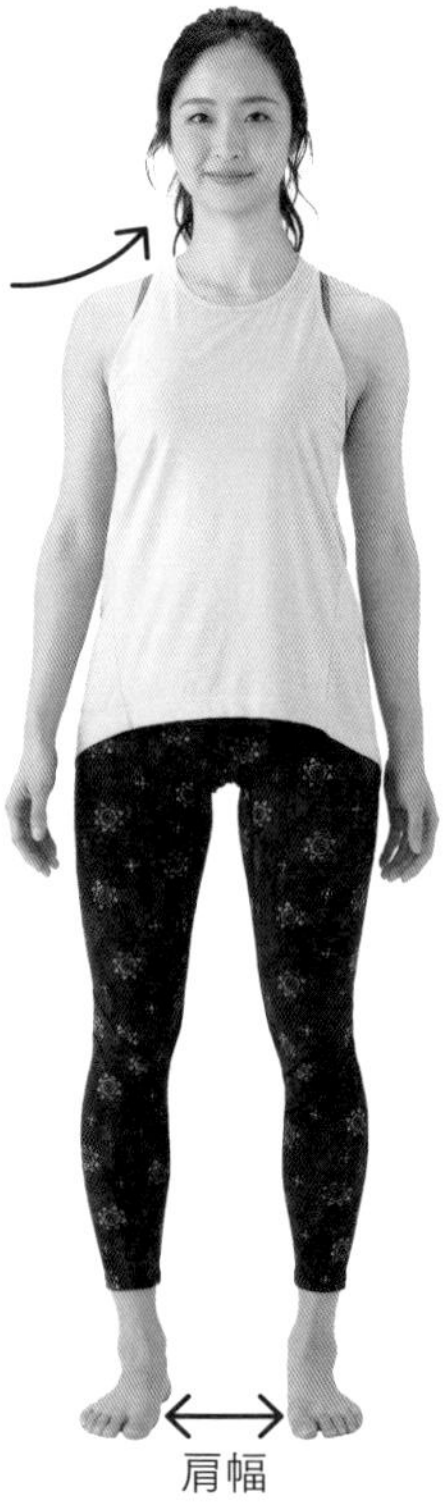

2

息を吐きながら両腕を5秒間かけてゆっくり上げる。持ち上げた両腕は耳に近づけるように伸ばす。

3

鼻から息を吸いながら5秒間かけて両腕をゆっくり下ろす。

腎臓お目覚めストレッチ④

ミドルスクワット

POINT

息を吐くときには「つー」と言いながら

2~3を
5~10回
くり返す

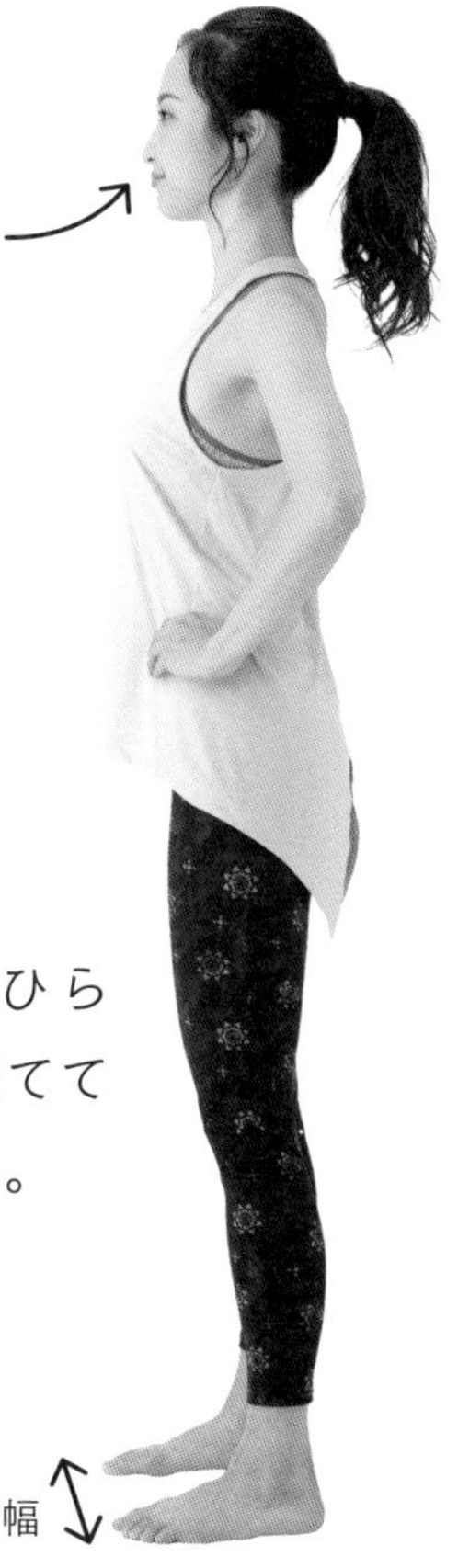

1

両足を肩幅にひらき、腰に手を当てて立つ。息を吸う。

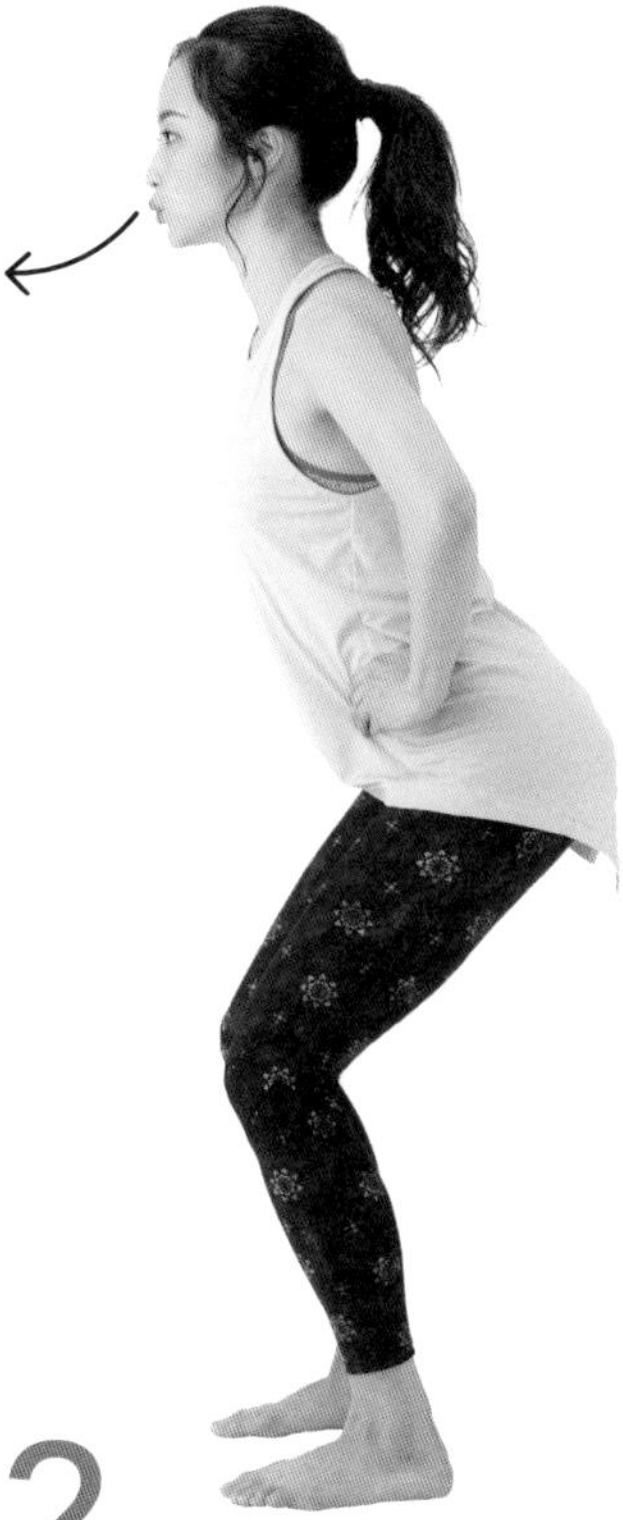

2

息を吐きながら５秒間で軽くひざを曲げて腰を落とす。ひざがつま先より前に出ないように注意。

肩幅

3

鼻から息を吸いながら５秒間で元の位置に戻る。

腎臓お目覚めストレッチ⑤

くじゃくポーズ

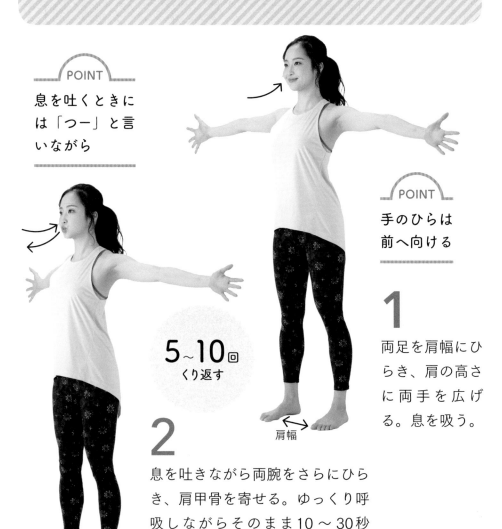

POINT

息を吐くときには「つー」と言いながら

POINT

手のひらは前へ向ける

1

両足を肩幅にひらき、肩の高さに両手を広げる。息を吸う。

5~10回
くり返す

2

息を吐きながら両腕をさらにひらき、肩甲骨を寄せる。ゆっくり呼吸しながらそのまま10～30秒キープしたら、鼻から息を吸いながらゆっくりと元に戻す。

腎臓お目覚めストレッチ⑥

背中伸ばしポーズ

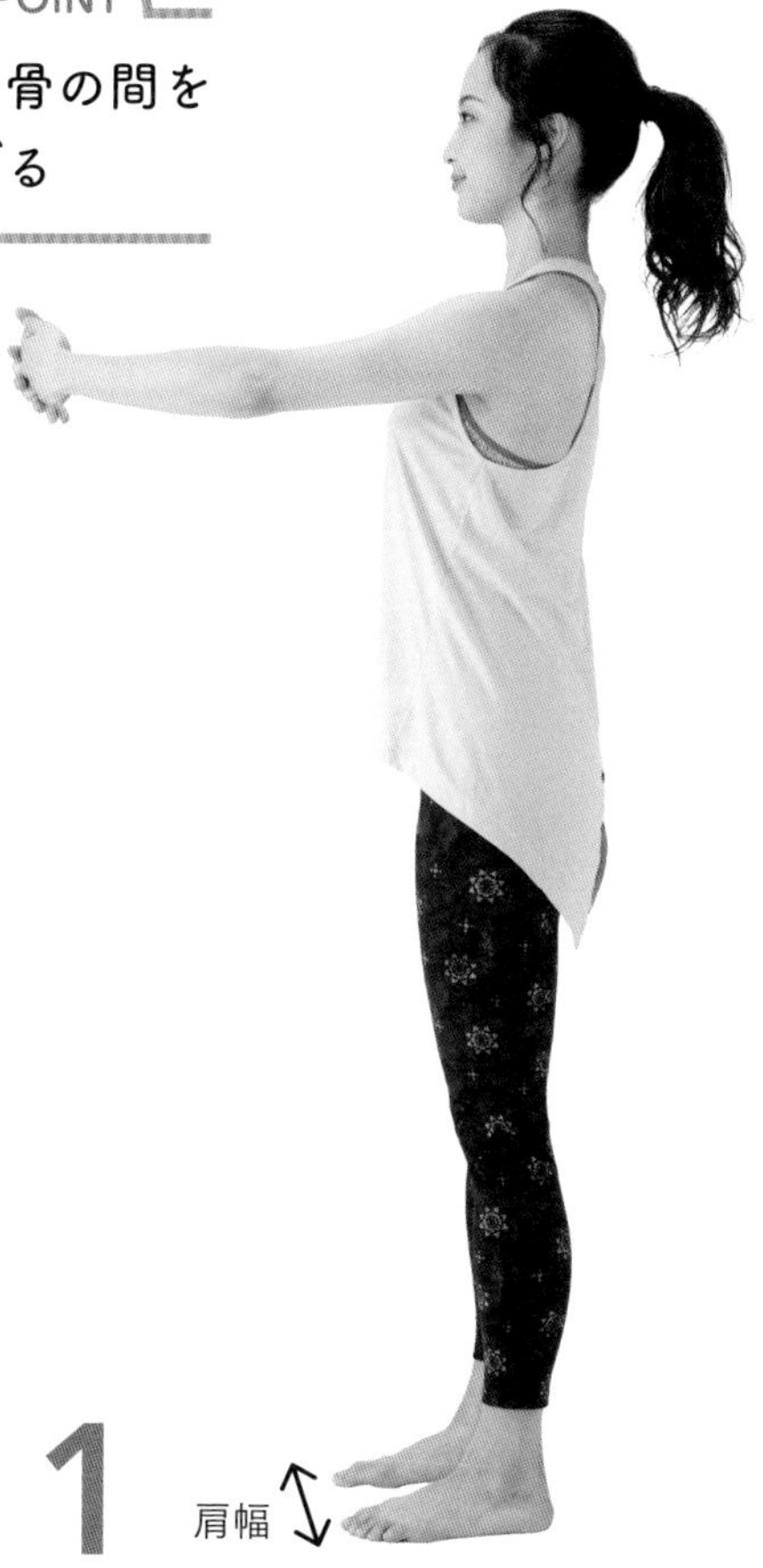

1

両足を肩幅にひらく。両腕を前に伸ばし、手の指を組む。背筋を伸ばす。

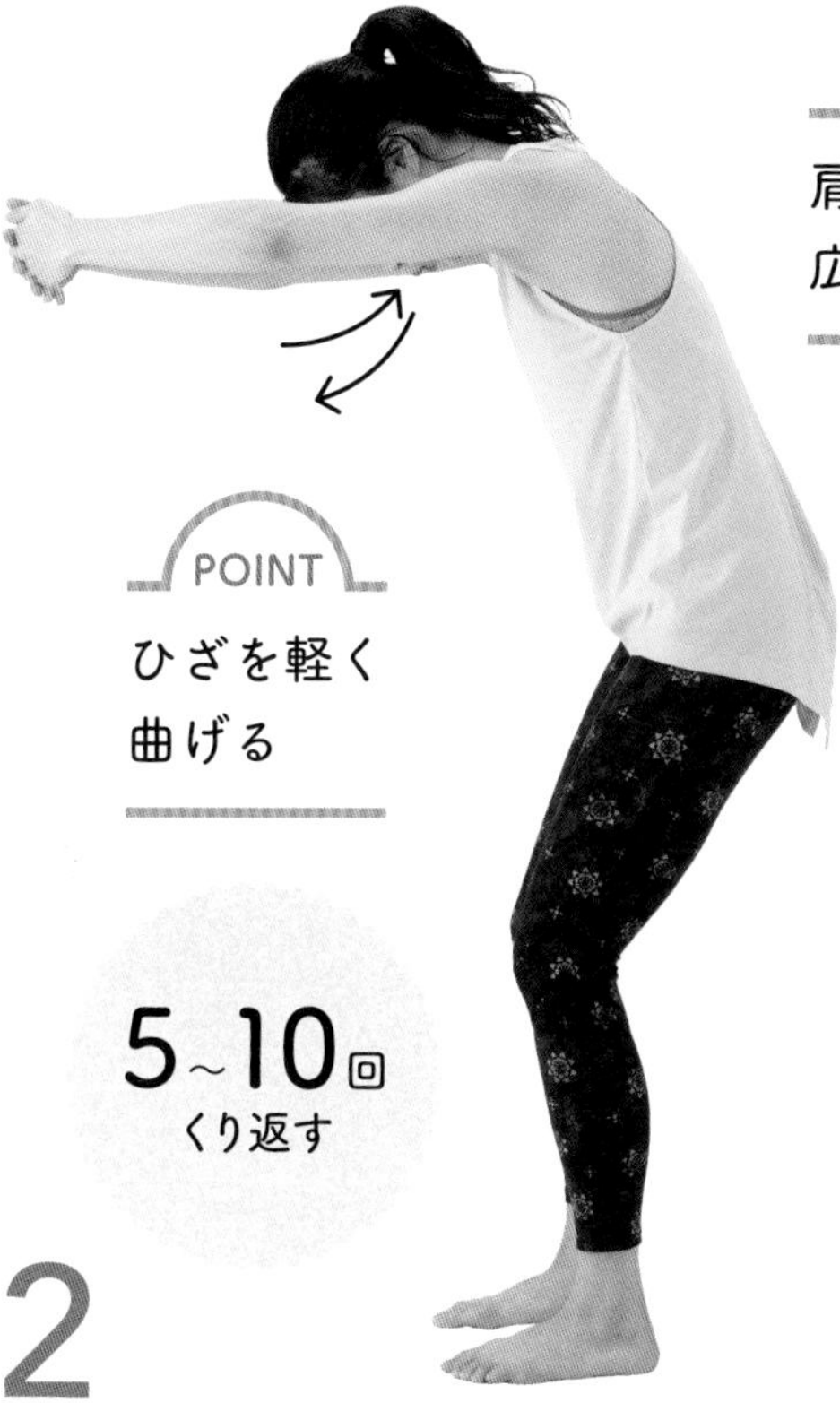

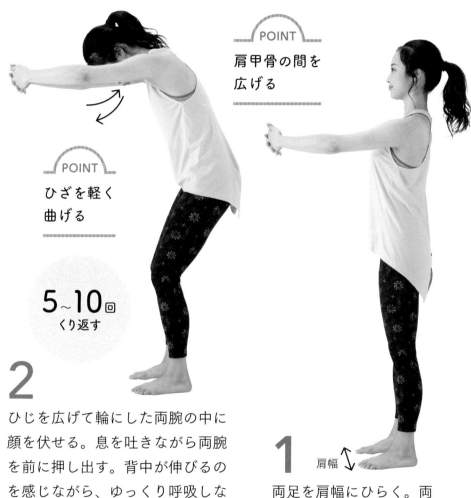

POINT

肩甲骨の間を広げる

POINT

ひざを軽く曲げる

5~10回
くり返す

2

ひじを広げて輪にした両腕の中に顔を伏せる。息を吐きながら両腕を前に押し出す。背中が伸びるのを感じながら、ゆっくり呼吸しながら10～30秒キープ。鼻から息を吸いながら元に戻す。

腎臓お目覚めストレッチ⑦

太もも伸ばしポーズ

5～10回
くり返す

1

イスの後ろに立ち、右手でイスの背もたれを持つ。

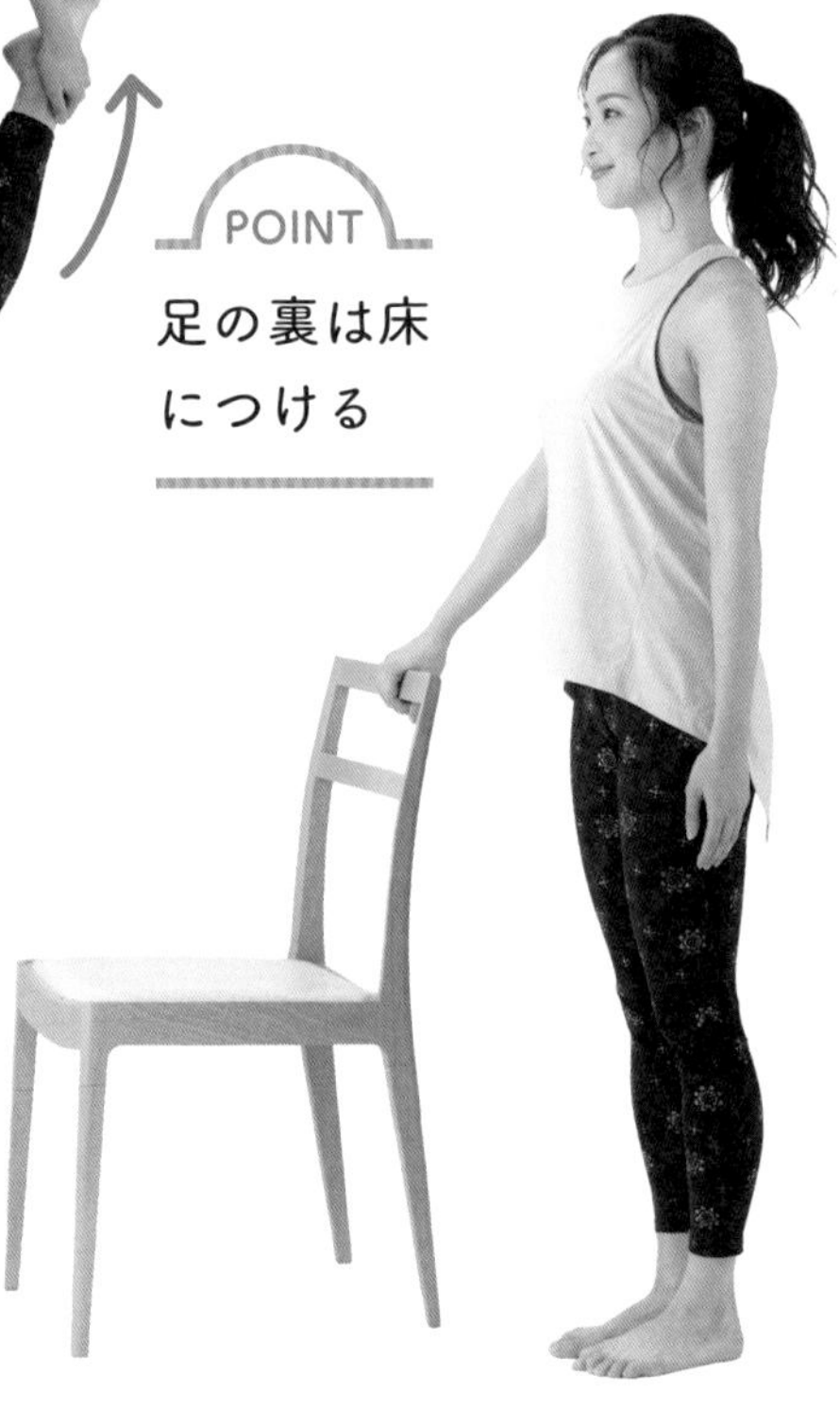

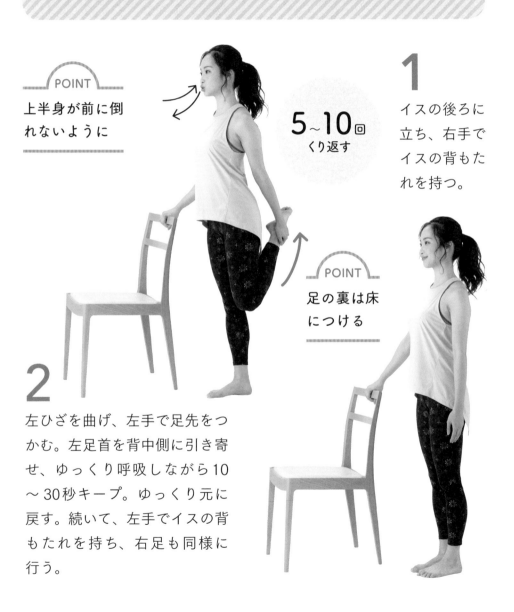

POINT
足の裏は床につける

POINT
上半身が前に倒れないように

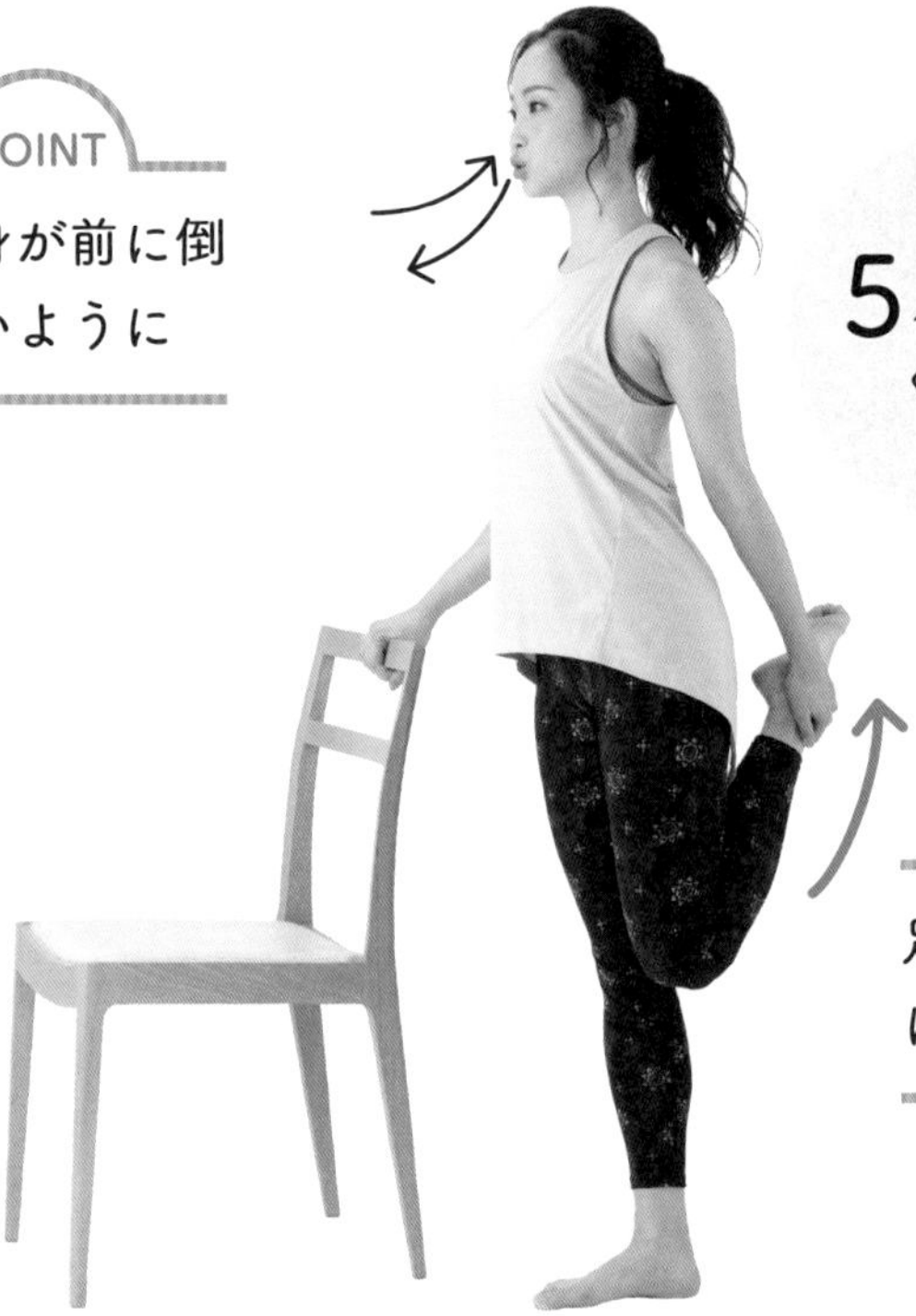

2

左ひざを曲げ、左手で足先をつかむ。左足首を背中側に引き寄せ、ゆっくり呼吸しながら10～30秒キープ。ゆっくり元に戻す。続いて、左手でイスの背もたれを持ち、右足も同様に行う。

腎臓お目覚めストレッチ⑧

寝たままばんざい

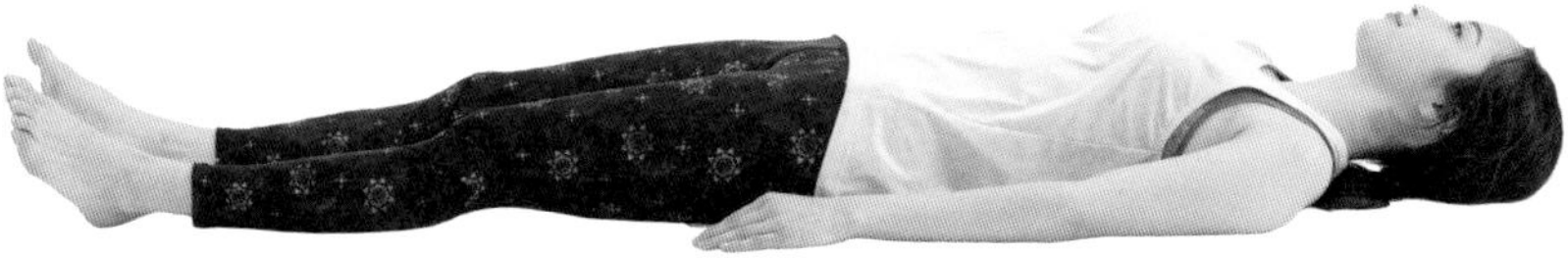

1

手足を自然に伸ばしながら
あおむけに寝る。

5~10回
くり返す

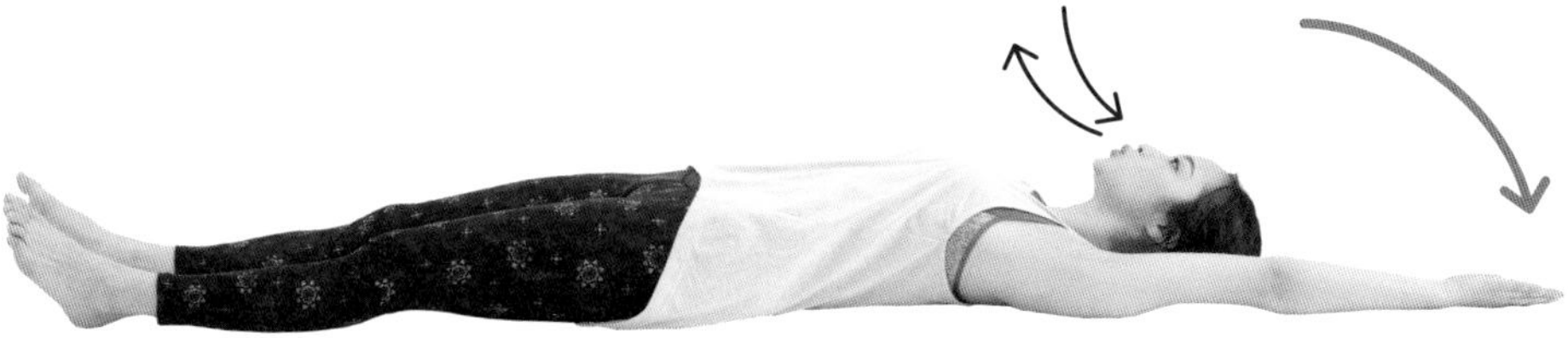

2

息を吐きながら左手を「ばんざい」する
ように上げる。鼻から息を吸いながら
ゆっくりと元に戻す。右手も同様に行う。

POINT

腕を耳に近づけるように上げる

腎臓お目覚めストレッチ⑨

寝たまま足上げ

POINT

左足の裏が浮かないように

1

あおむけに寝て両足を揃えたら、左ひざを立てる。

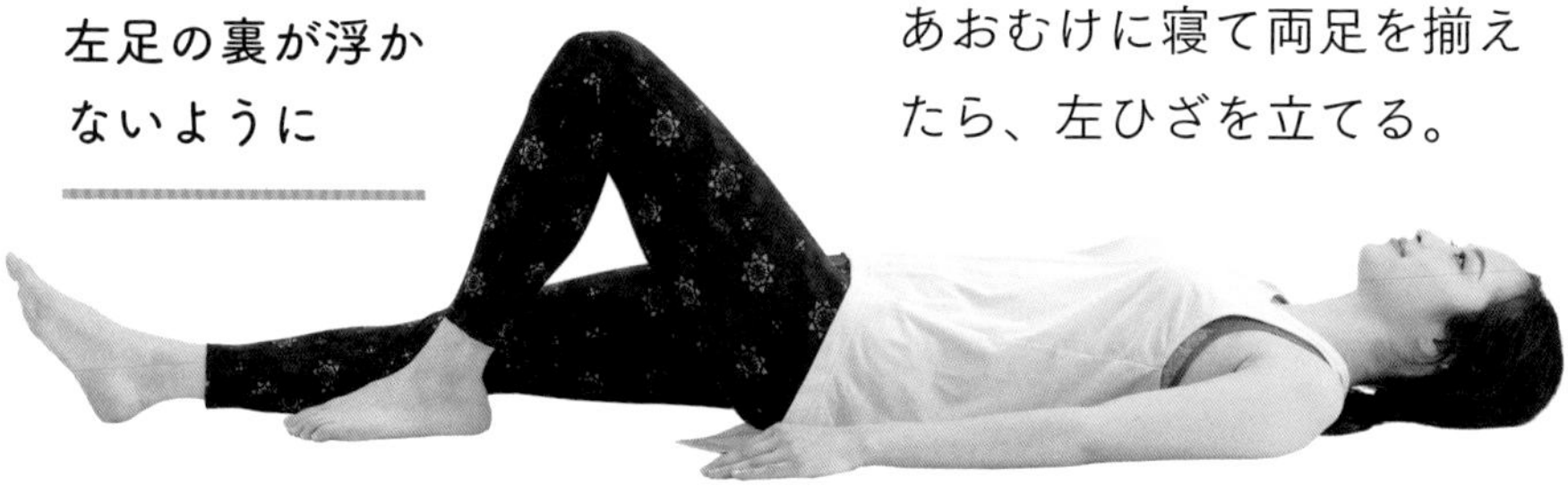

2

右ひざを軽く曲げながら高く上げ、右足を両手でつかむ。ひざ裏が伸びていると感じるまで息を吐きながら右足を体に引き寄せる。その状態をゆっくり呼吸しながら10～30秒キープする。左足も同様に。

5～10回
くり返す

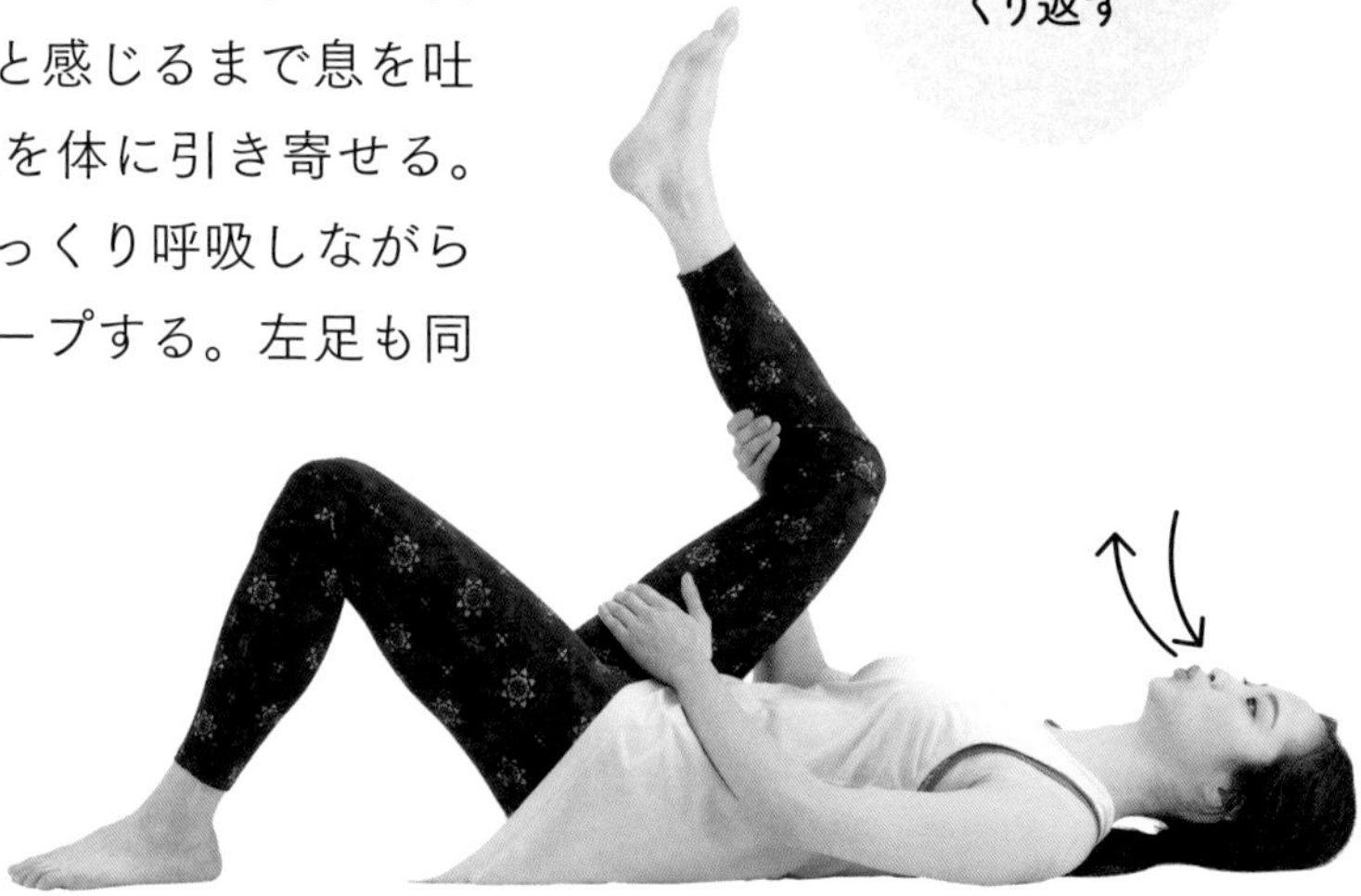

腎臓お目覚めストレッチ⑩

寝たまま股関節まわし

POINT

両肩、両足裏が
浮かないように

1

あおむけに寝て両足を揃える。両ひざを立てる。

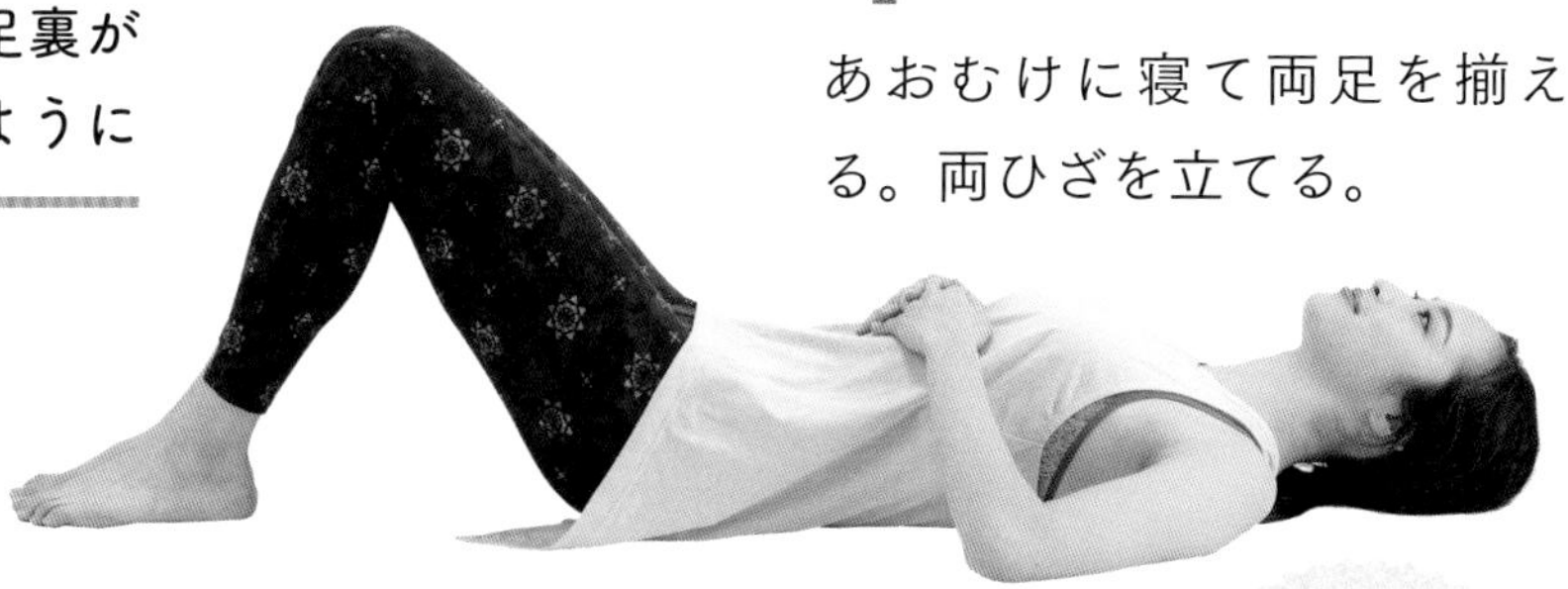

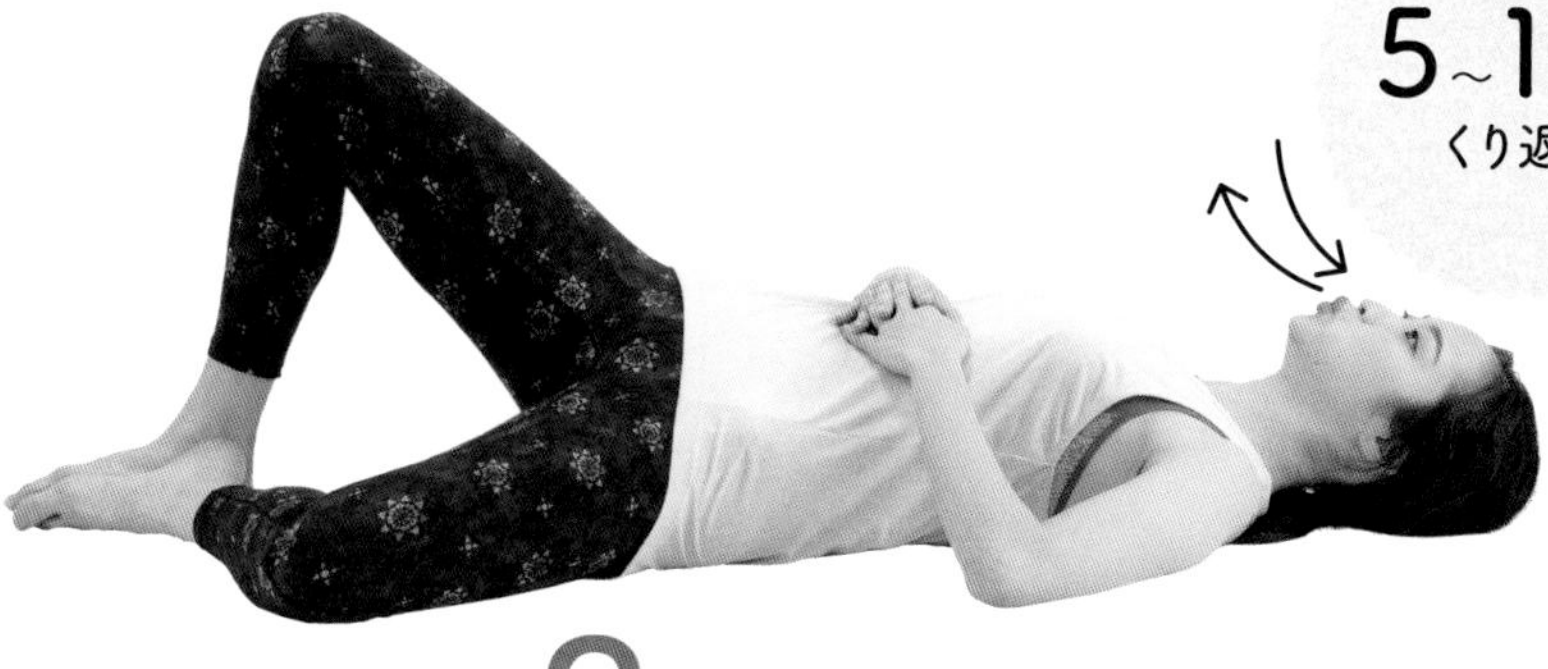

5～10回
くり返す

2

息を吐きながら左ひざをゆっくり外側にひらく。ゆっくり呼吸しながらそのまま10～30秒キープする。鼻から息を吸いながら左ひざを元の場所にゆっくり戻す。右足も同様に。

POINT

反対側の足を
動かさない

腎臓お目覚めストレッチ⑪

壁立てふせ

POINT

両足はしっかり床につけたままにし、かかとが上がらないように

5～10回
くり返す

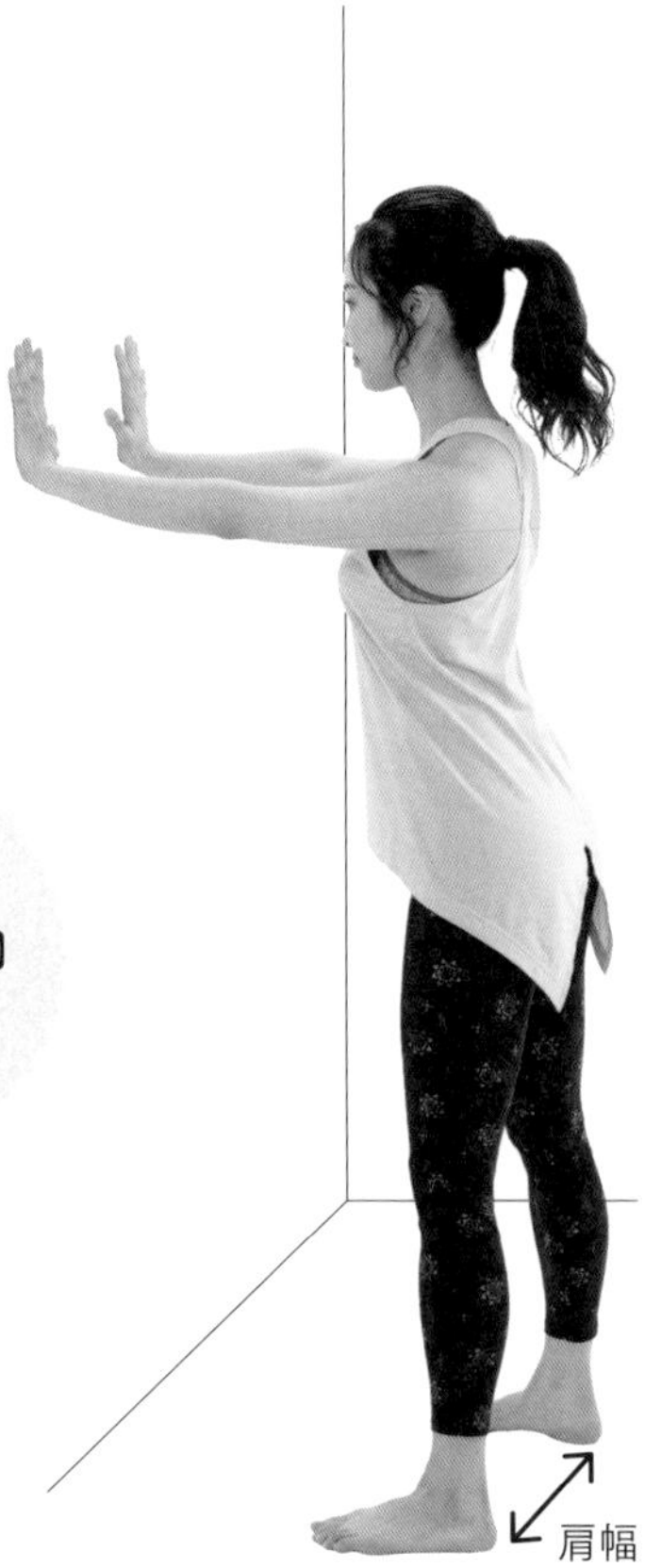

1

両足を肩幅にひらいて壁の前に立つ。両手を肩幅にひらき肩の高さまで上げ、壁に寄り掛かるように手のひらをつける。

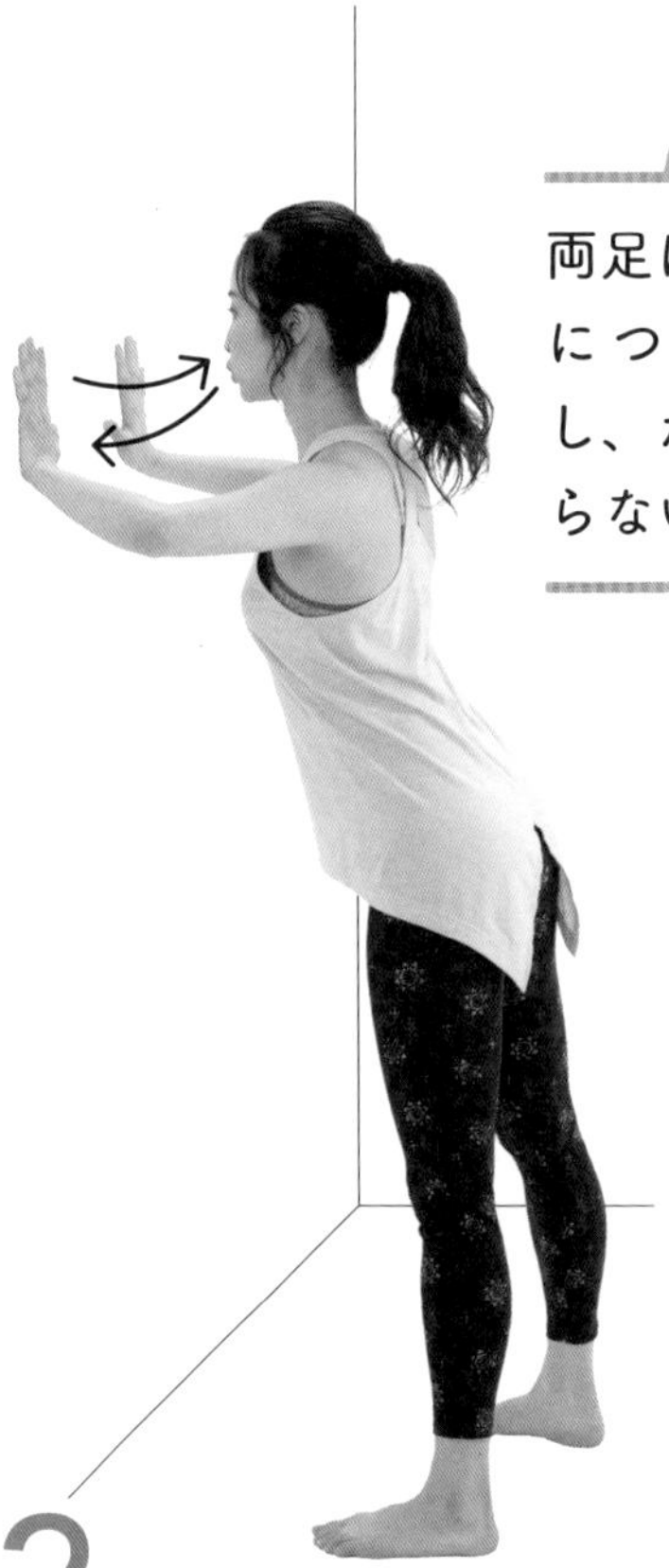

2

息を吸いながら両ひじを曲げ、上体をゆっくり壁へ近づけ、1秒キープ。息を吐きながら上体を元の位置まで戻す。

腎臓いきいき運動①

ウォーキング

ウォーキングは1日20 ～ 60分・週に3 ～ 5回が目安

まず、今までより1日500 ～ 1,000歩増やす。

最終的に目指すのは、1日に6,000 ～ 10,000歩。できれば大股で歩くと運動の効果が高まり、若返った姿を取り戻せます。

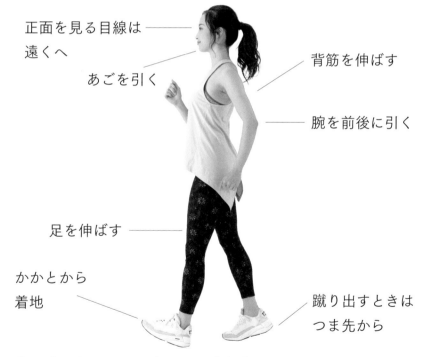

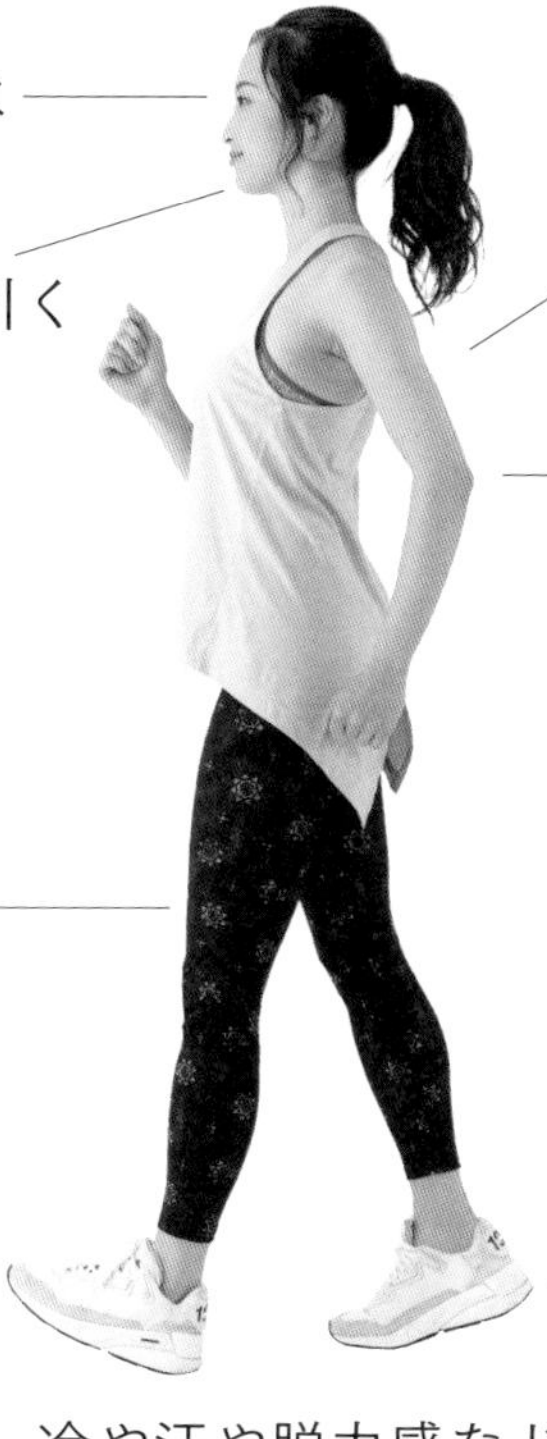
正面を見る目線は遠くへ
あごを引く
背筋を伸ばす
腕を前後に引く
足を伸ばす
かかとから着地
蹴り出すときはつま先から

胸が痛くなったり、冷や汗や脱力感などが出てきたらすぐに運動をやめて主治医に相談を。

ステップ運動

踏み台は高さ20㎝程度のもの

はじめは高さ10㎝から。浴室の浴槽ステップや家の階段の段差などを活用してください。

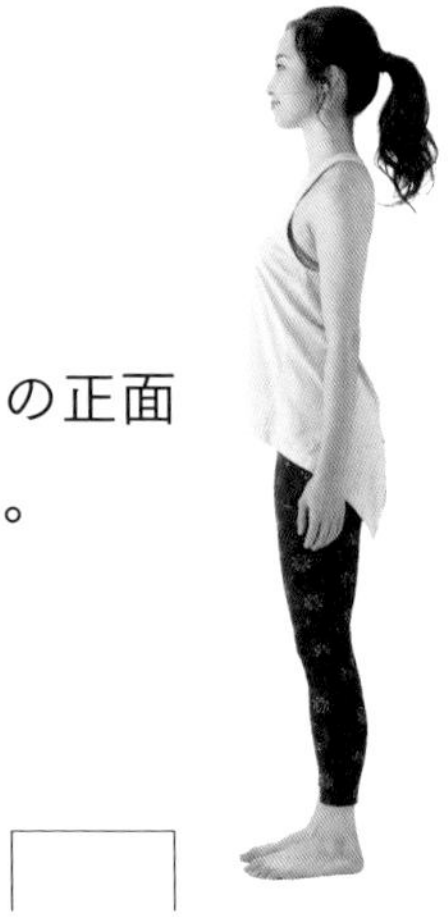

1
踏み台の正面に立つ。

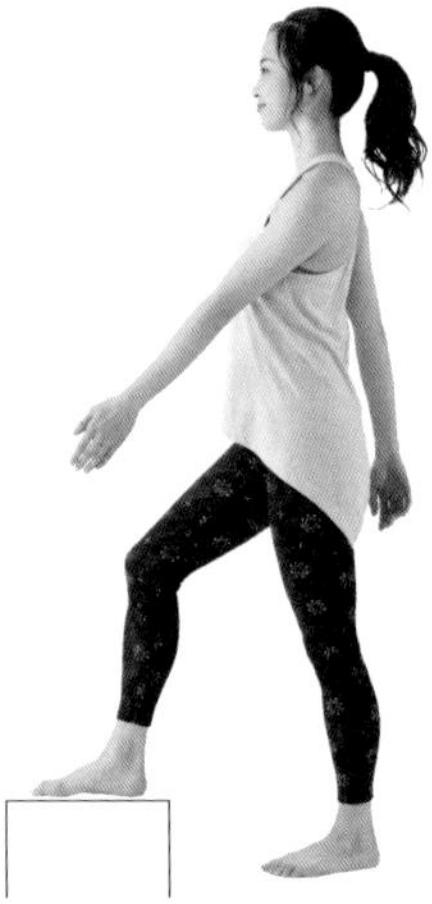

2
右足を踏み台にのせる。

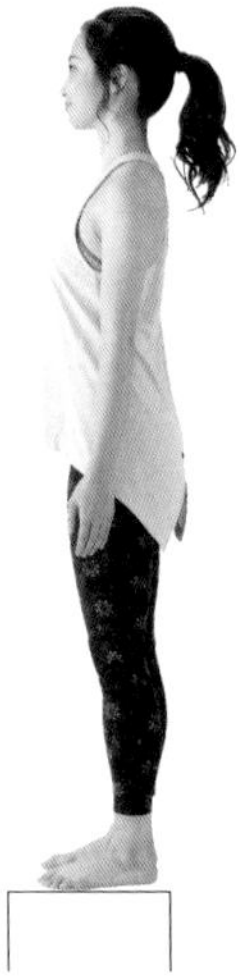

3
両方の足をのせ、踏み台の上で足腰を伸ばす。

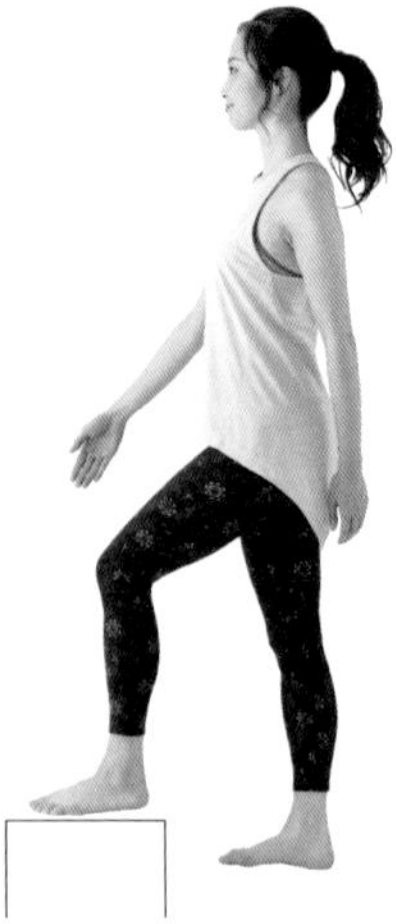

4
先に踏み台にのせた右の足から下ろす。次は2で左足からのせる。

腎臓いきいき運動③

そのほか

● 水泳

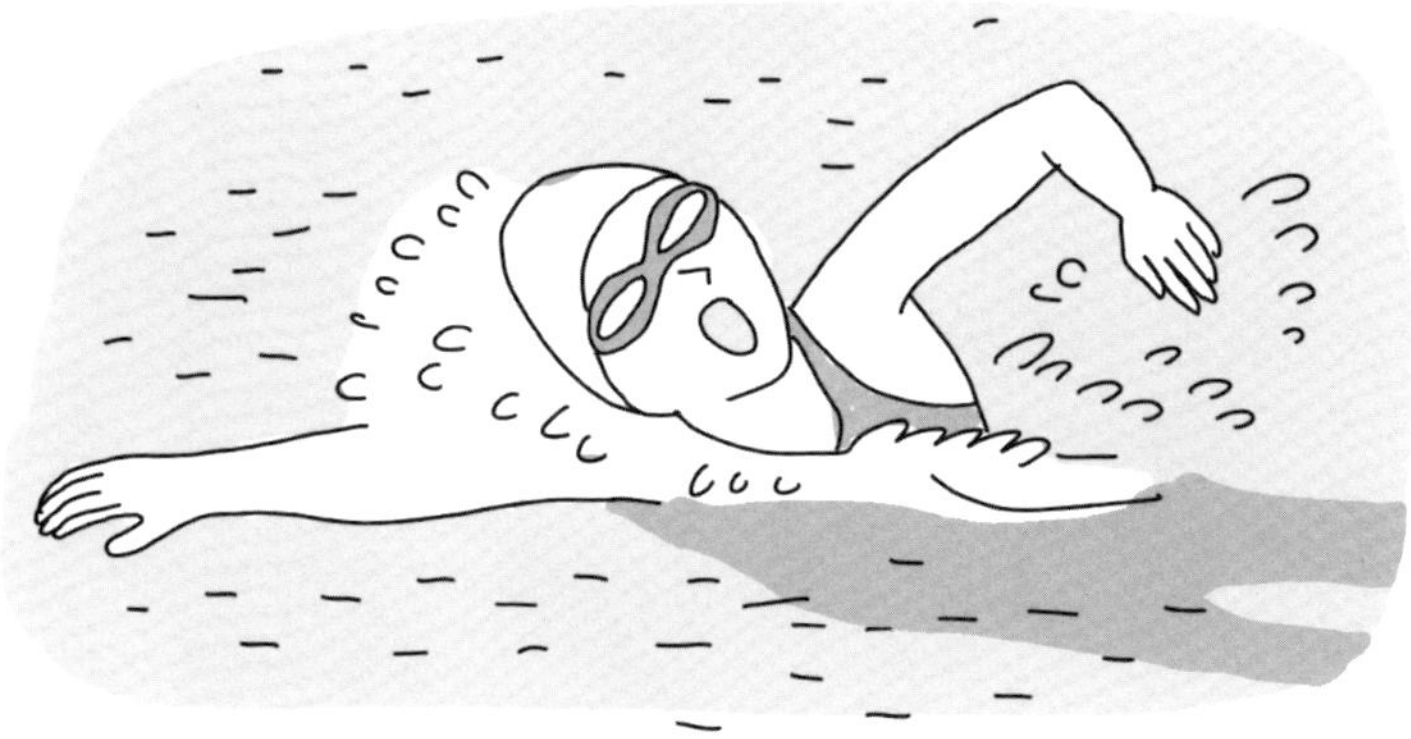

● サイクリング

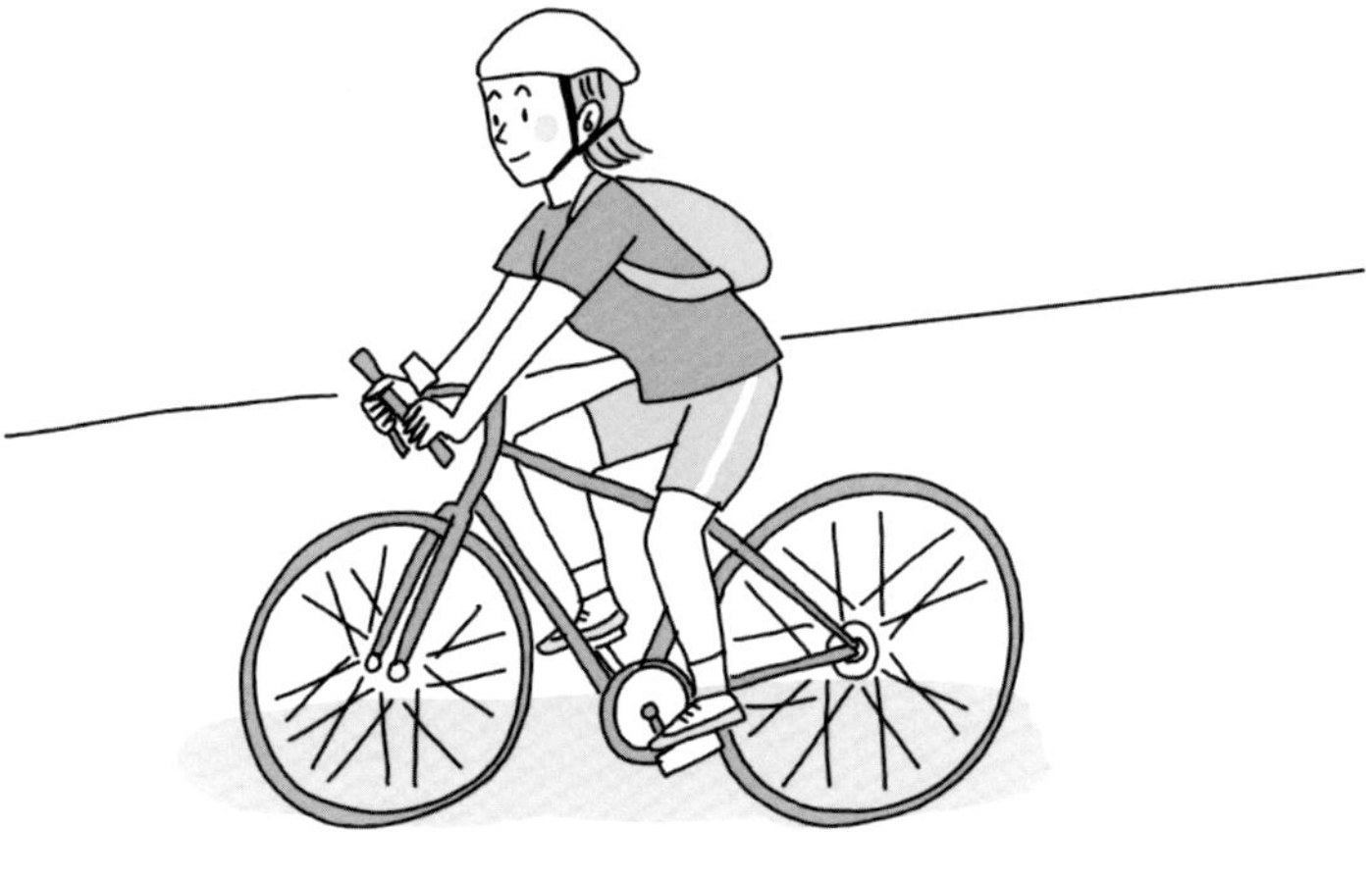

（テレビを見ながら部屋の中での自転車こぎもおすすめ）
他人と競わないで自分のペースで行いましょう。

腎臓強化筋トレ①

ダイナミックフラミンゴ

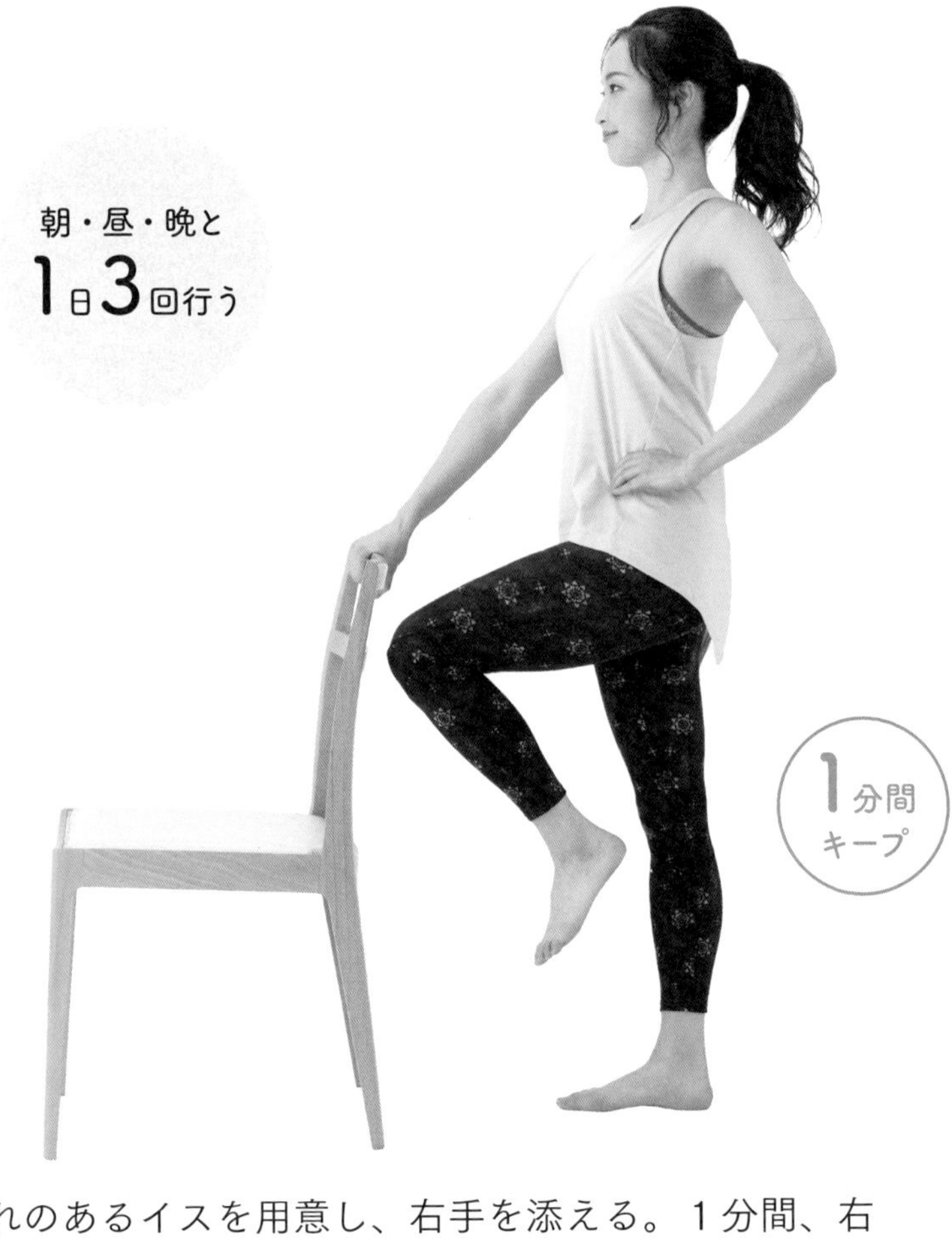

1

背もたれのあるイスを用意し、右手を添える。1分間、右足で立つ。大腿骨頭に加わる力でみると、53分間歩くことで得られる総負荷量と同じくらいの効果がある。

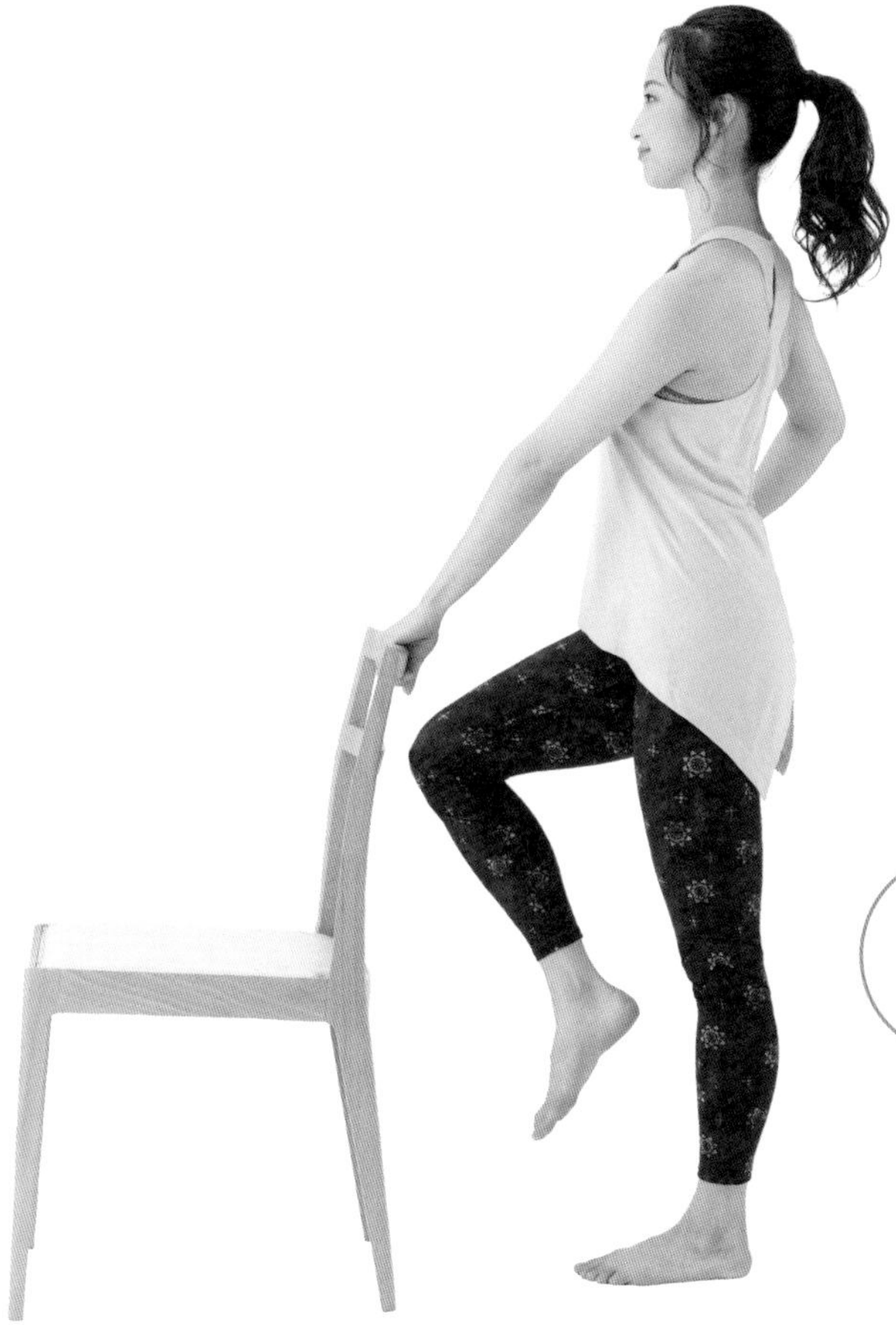

2

次に、左手を背もたれに添えながら左足で1分間立つ。

3

左右交互に行う。

腎臓強化筋トレ②

寝たまま手足のクロス上げ

※息が続かない場合は、途中で息継ぎしてもいい。息を止めないことが大切。

10回を
3セット行う

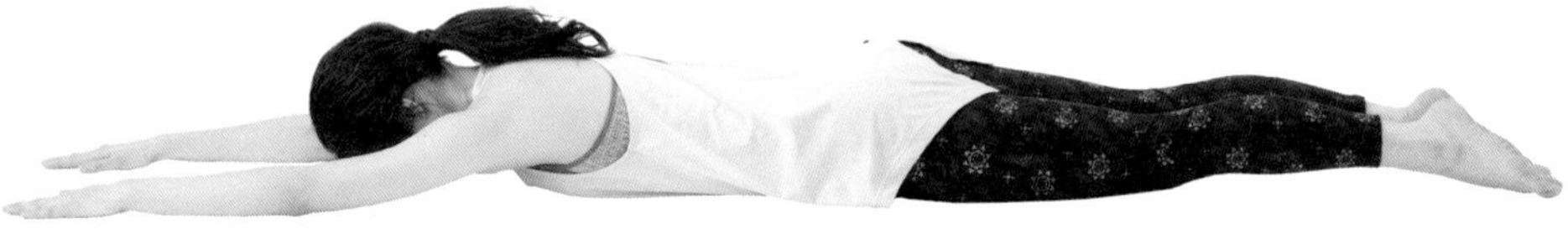

1
両手両足を伸ばしてうつぶせになる。

郵便はがき

料金受取人払郵便

京都中央局
承認

6647

差出有効期間
2026年2月14日
まで

（切手は不要です）

601-8790

205

京都市南区西九条
北ノ内町十一

PHP研究所
暮らしデザイン普及部

お客様アンケート係　行

1060

ご住所 □□□-□□□□		
TEL：		
お名前	ご年齢 歳	
メールアドレス	@	

今後、PHPから各種ご案内やアンケートのお願いをお送りしてもよろしいでしょうか？　□ NO
チェック無しの方はご了解頂いたと判断させて頂きます。あしからずご了承ください。

<個人情報の取り扱いについて>
ご記入頂いたアンケートは、商品の企画や各種ご案内に利用し、その目的以外の利用はいたしません。なお、頂いたご意見はパンフレット等に無記名にて掲載させて頂く場合もあります。この件のお問い合わせにつきましては下記までご連絡ください。（PHP 研究所　暮らしデザイン普及部　TEL.075-681-8554　FAX.050-3606-4468）

PHPアンケートカード

PHP の商品をお求めいただきありがとうございます。
あなたの感想をぜひお聞かせください。

お買い上げいただいた本の題名は何ですか。

どこで購入されましたか。

ご購入された理由を教えてください。（複数回答可）

1 テーマ･内容 2 題名 3 作者 4 おすすめされた 5 表紙のデザイン
6 その他（ ）

ご購入いただいていかがでしたか。

1 とてもよかった 2 よかった 3 ふつう 4 よくなかった 5 残念だった

ご感想などをご自由にお書きください。

あなたが今、欲しいと思う本のテーマや題名を教えてください。

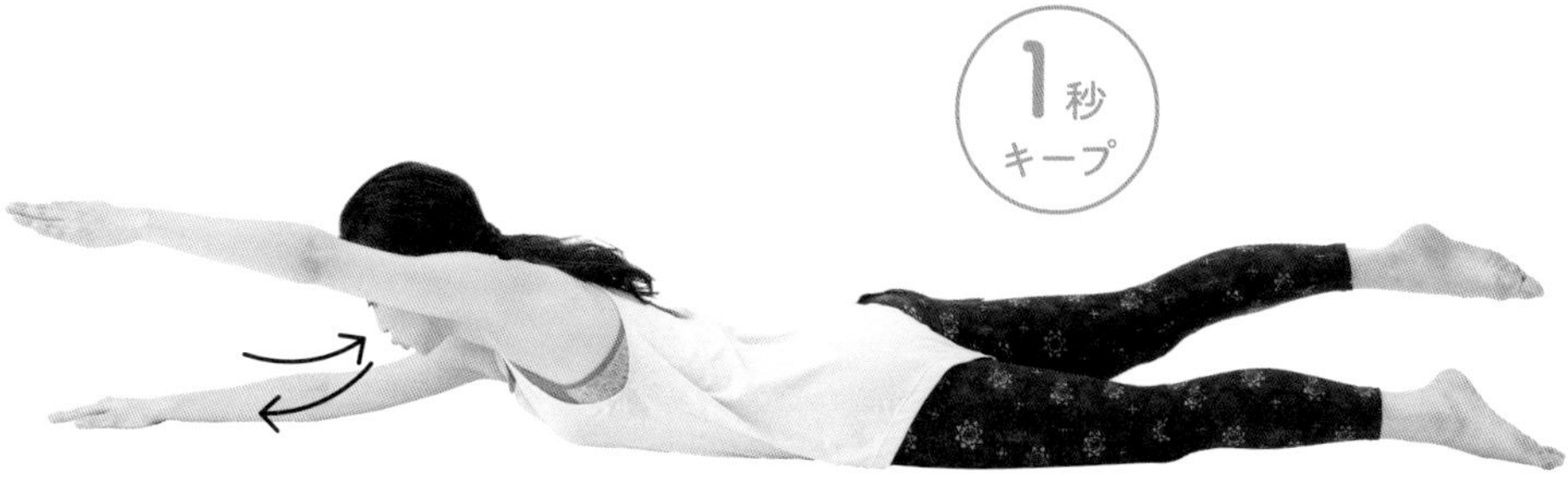

2

息を吐きながら、左手と右足をゆっくり持ち上げる。１秒キープし、息を吸いながらゆっくり下ろす。

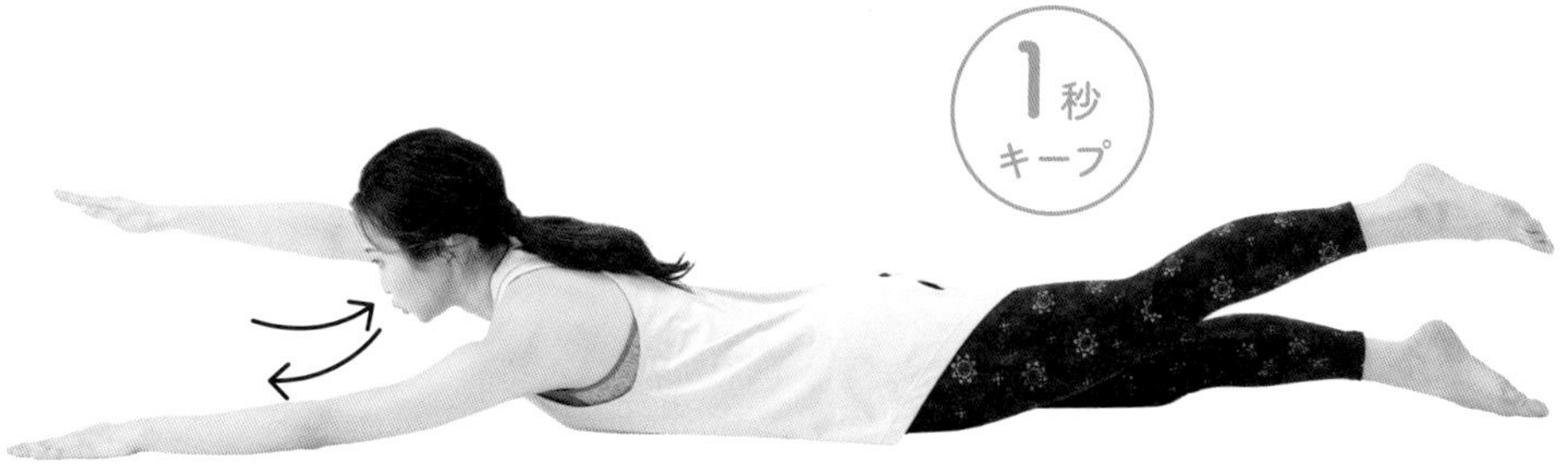

3

息を吐きながら右手と左足をゆっくり持ち上げる。１秒キープし、息を吸いながらゆっくり下ろす。

腎臓強化筋トレ③

寝たままひざ上げ

※息が続かない場合は、途中で息継ぎしてもいい。息を止めないことが大切。

10回を
3セット行う

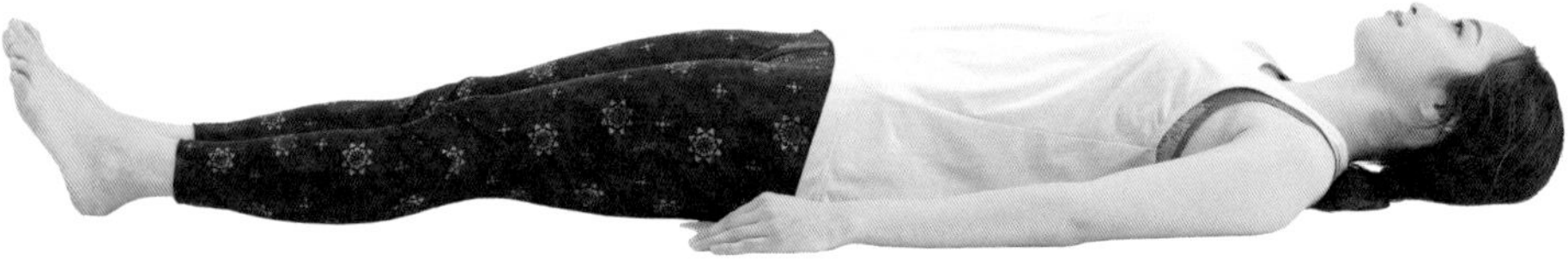

POINT
両足は床につける

1
あおむけになり、両足を揃える。

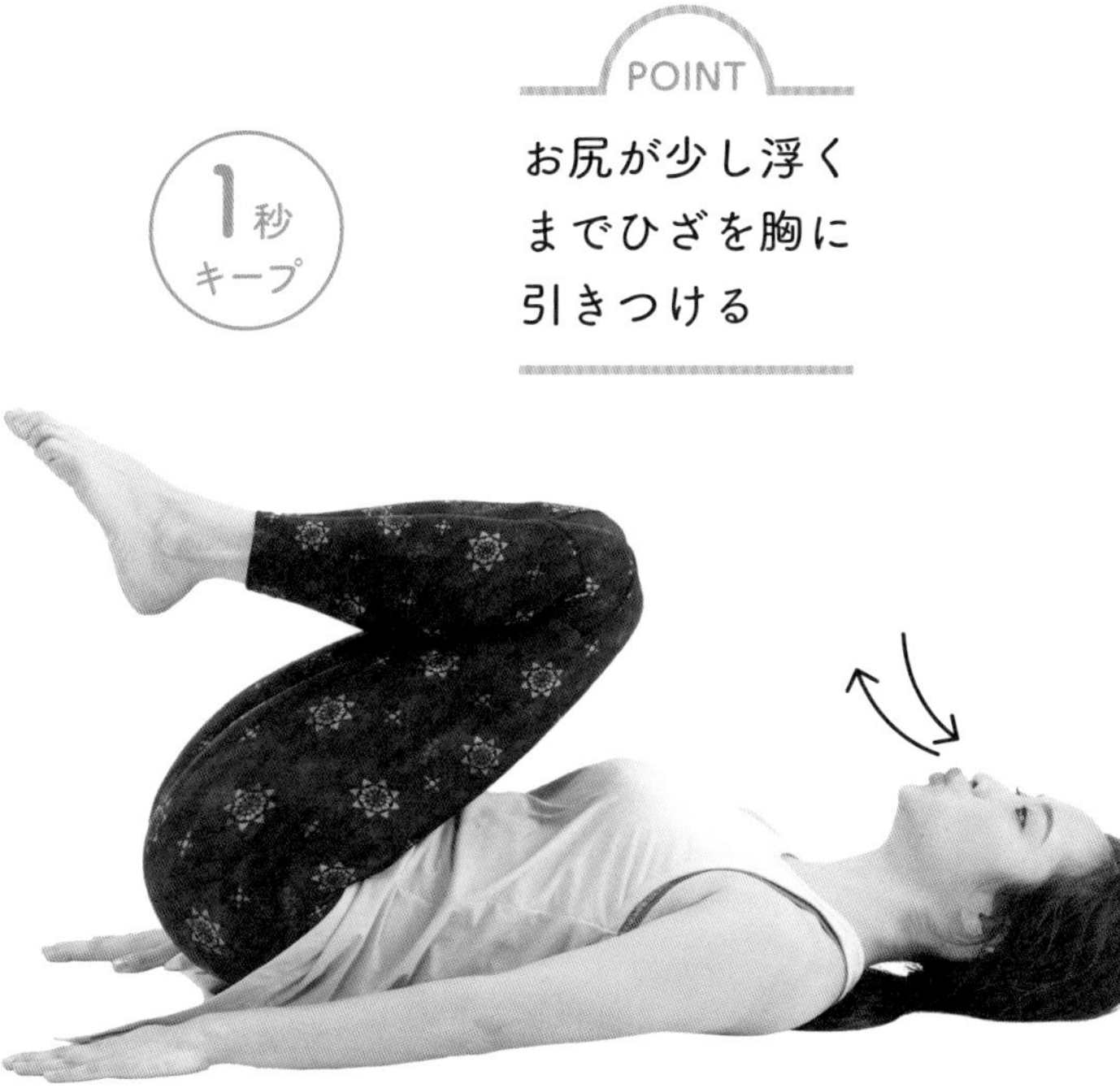
1秒
キープ
POINT
お尻が少し浮く
までひざを胸に
引きつける

2

息を吐きながら、両足をゆっくり持ち上げる。１秒キープし、息を吸いながらゆっくり下ろす。

腎臓強化筋トレ④

座って足の上げ伸ばし

※息が続かない場合は、途中で息継ぎしてもいい。息を止めないことが大切。

5～10回を
1日3セット
行う

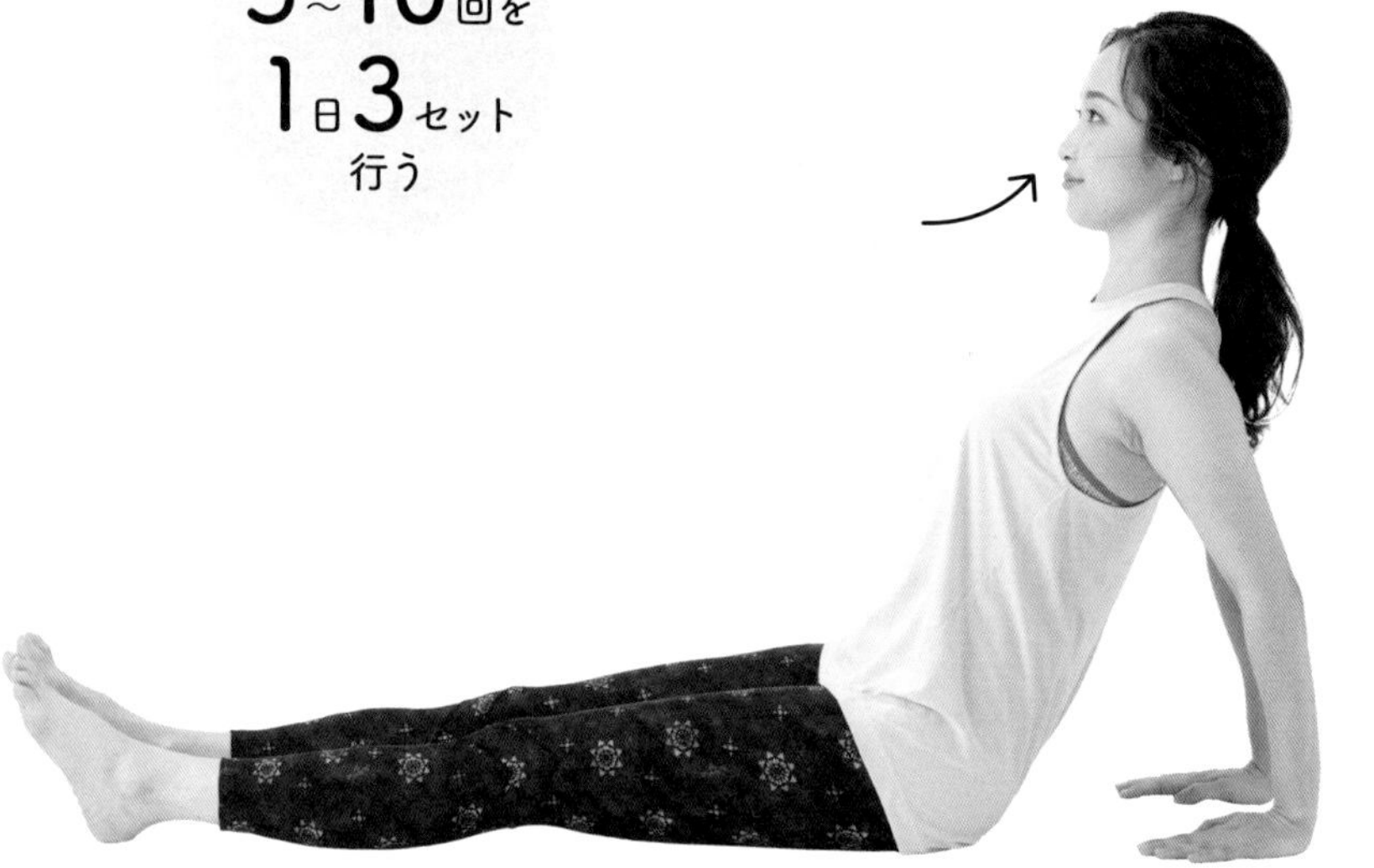

1

両足を伸ばして座り、両腕を支えにする。体は少しだけ後方に倒して鼻から息を吸う。

2

息を吐きながら右の足を浮かせる。

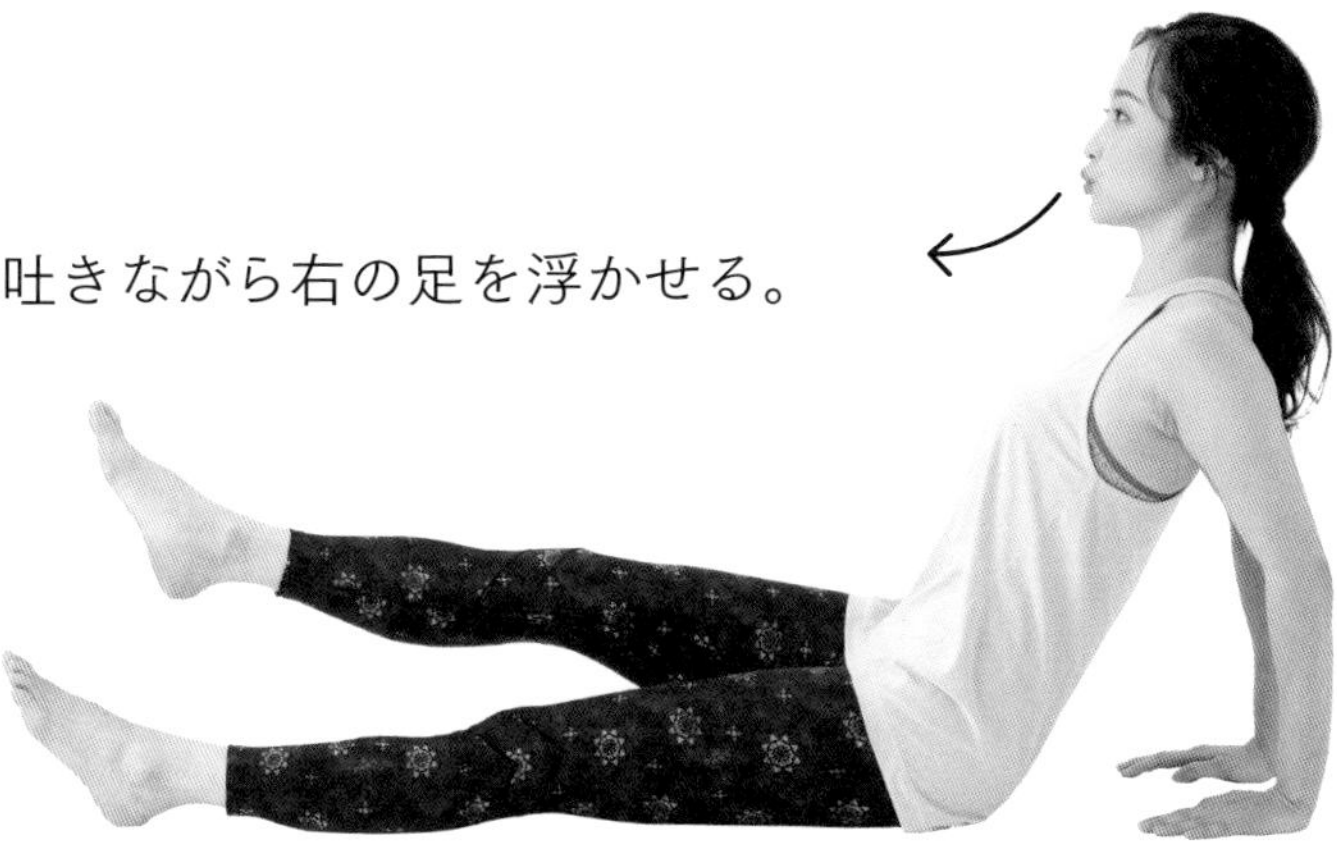

POINT

お腹に力を入れてひざを引きつける

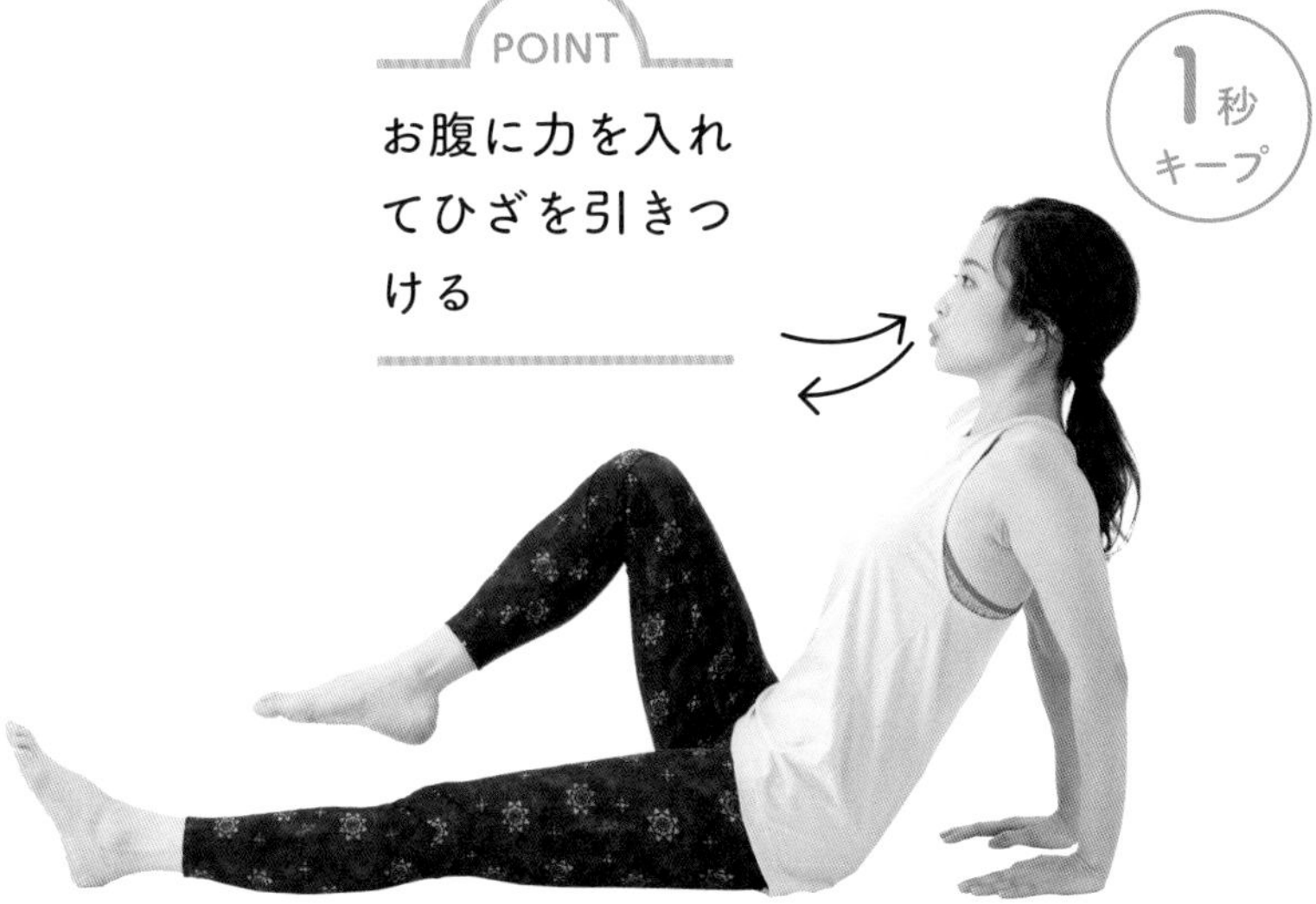

3

そのまま息を吐き続けながら３～５秒かけて、浮かせた足を胸のほうに引きつけ、１秒キープする。鼻から息を吸いながら1に戻る。左足も同様に。

腎臓強化筋トレ⑤

お尻上げ

※息が続かない場合は、途中で息継ぎしてもいい。息を止めないことが大切。

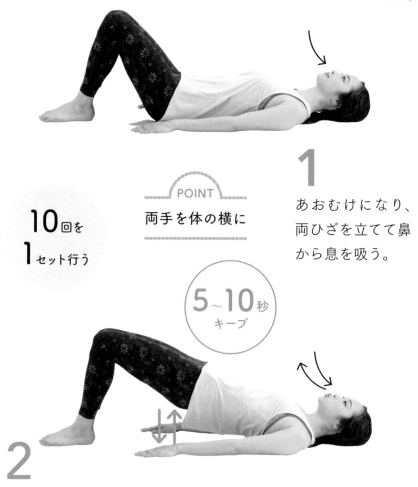

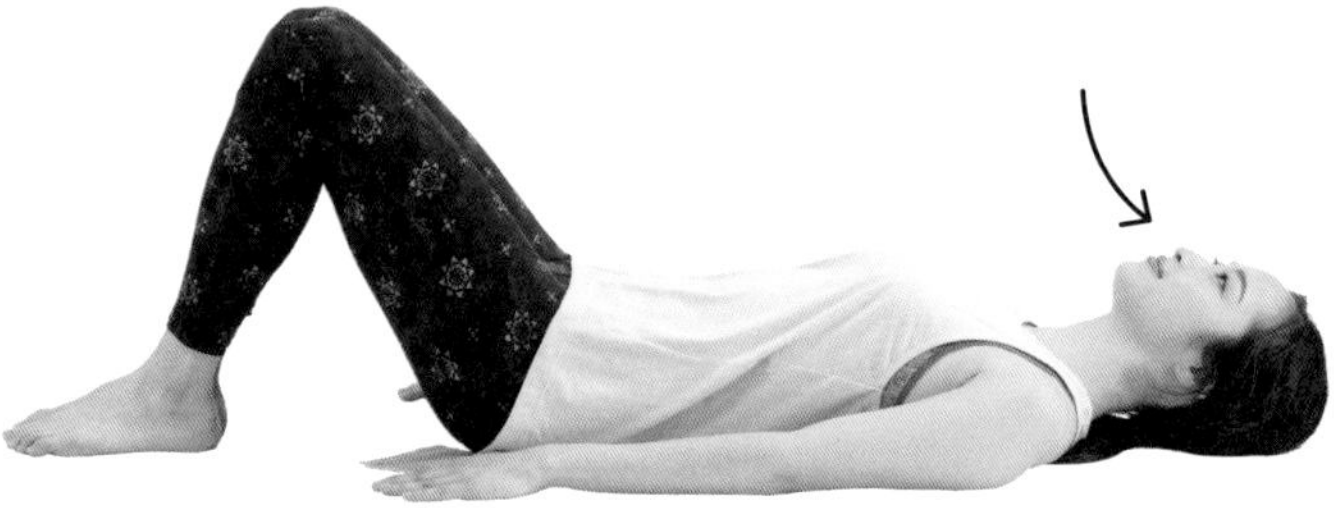

10回を
1セット行う

POINT
両手を体の横に

1
あおむけになり、両ひざを立てて鼻から息を吸う。

5～10秒キープ

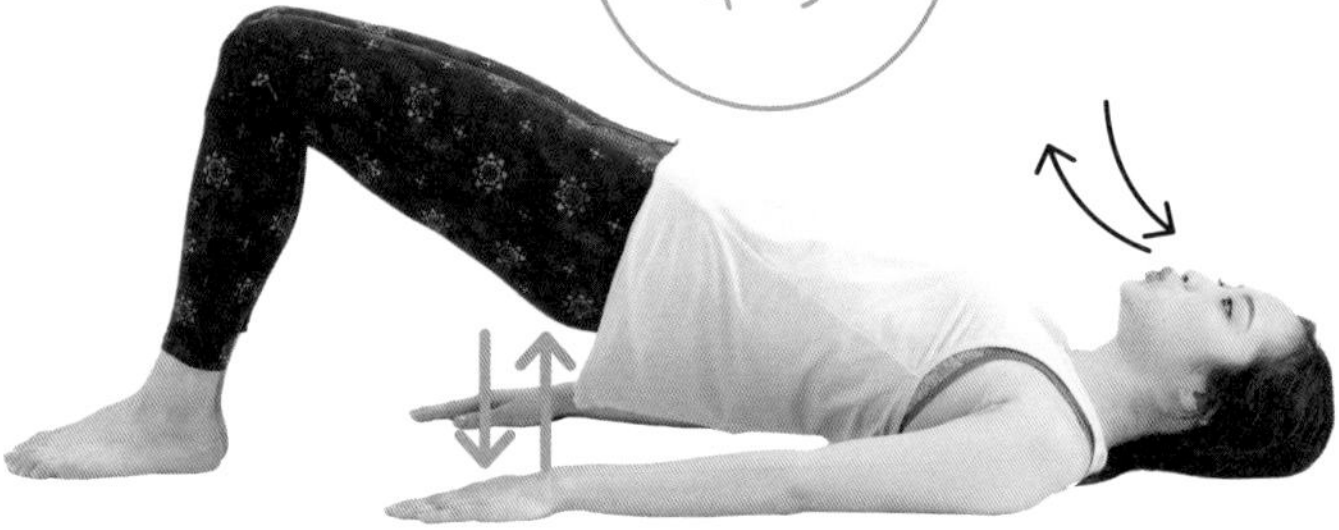

2
息を吐きながらお尻を持ち上げる。そのまま5～10秒キープし、息を吸いながらゆっくりとお尻を下ろして1に戻る。

腎臓強化筋トレ⑥

ソフト腹筋

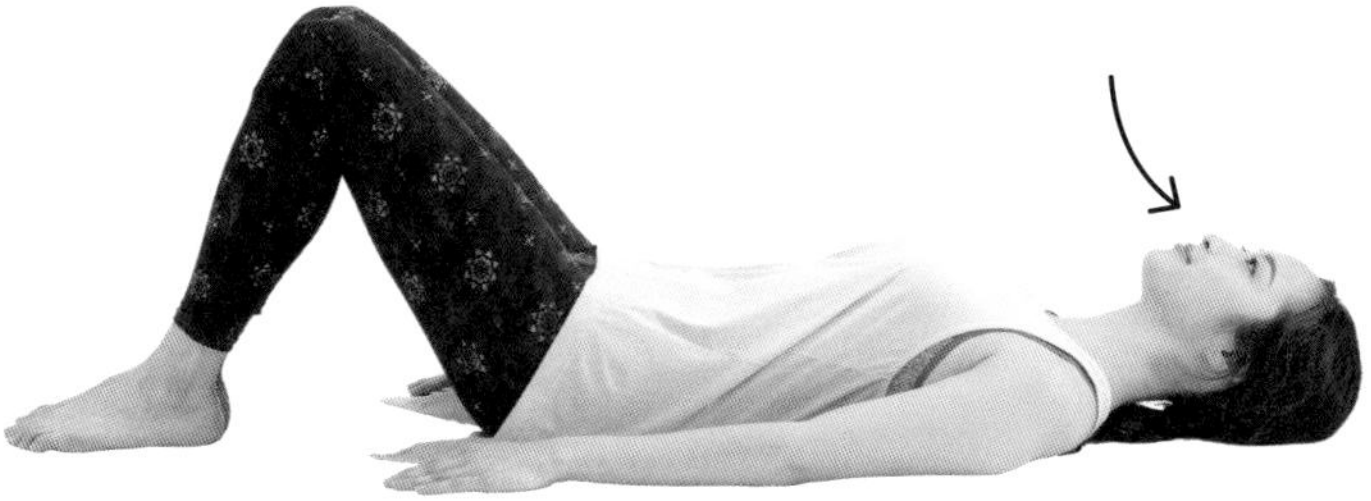

1

あおむけになり、両ひざを立てて鼻から息を吸う。

10回を1セット行う

POINT

肩甲骨を床から浮かせる

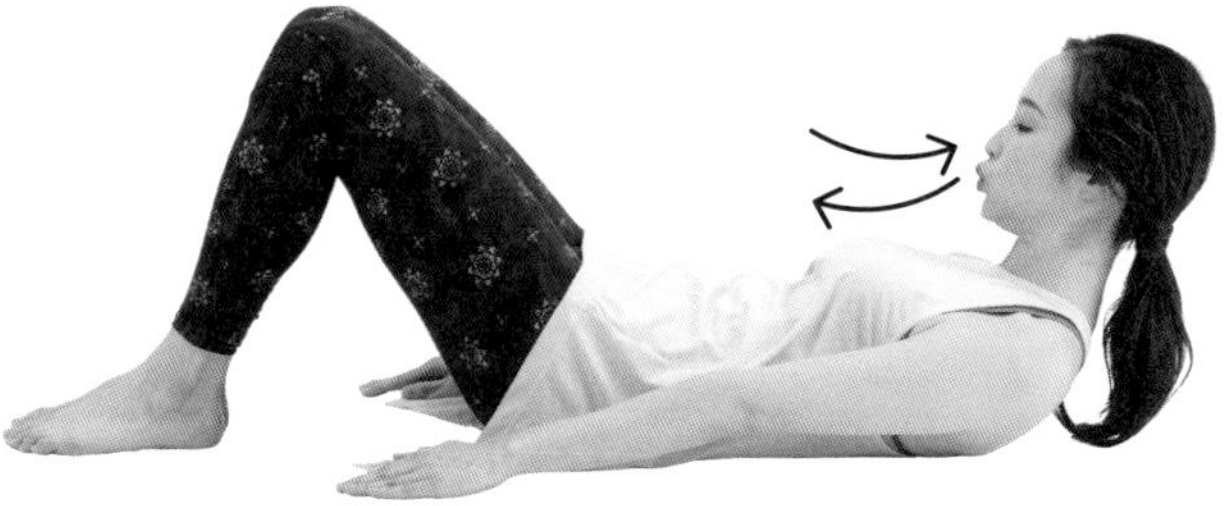

2

息を吐きながら、肩甲骨を床面からはがすように上半身を持ち上げる。おへそをのぞき込む。鼻から息を吸いながら1に戻る。

腎臓強化筋トレ⑦

イスからの立ち上がり

※息が続かない場合は、途中で息継ぎしてもいい。息を止めないことが大切。

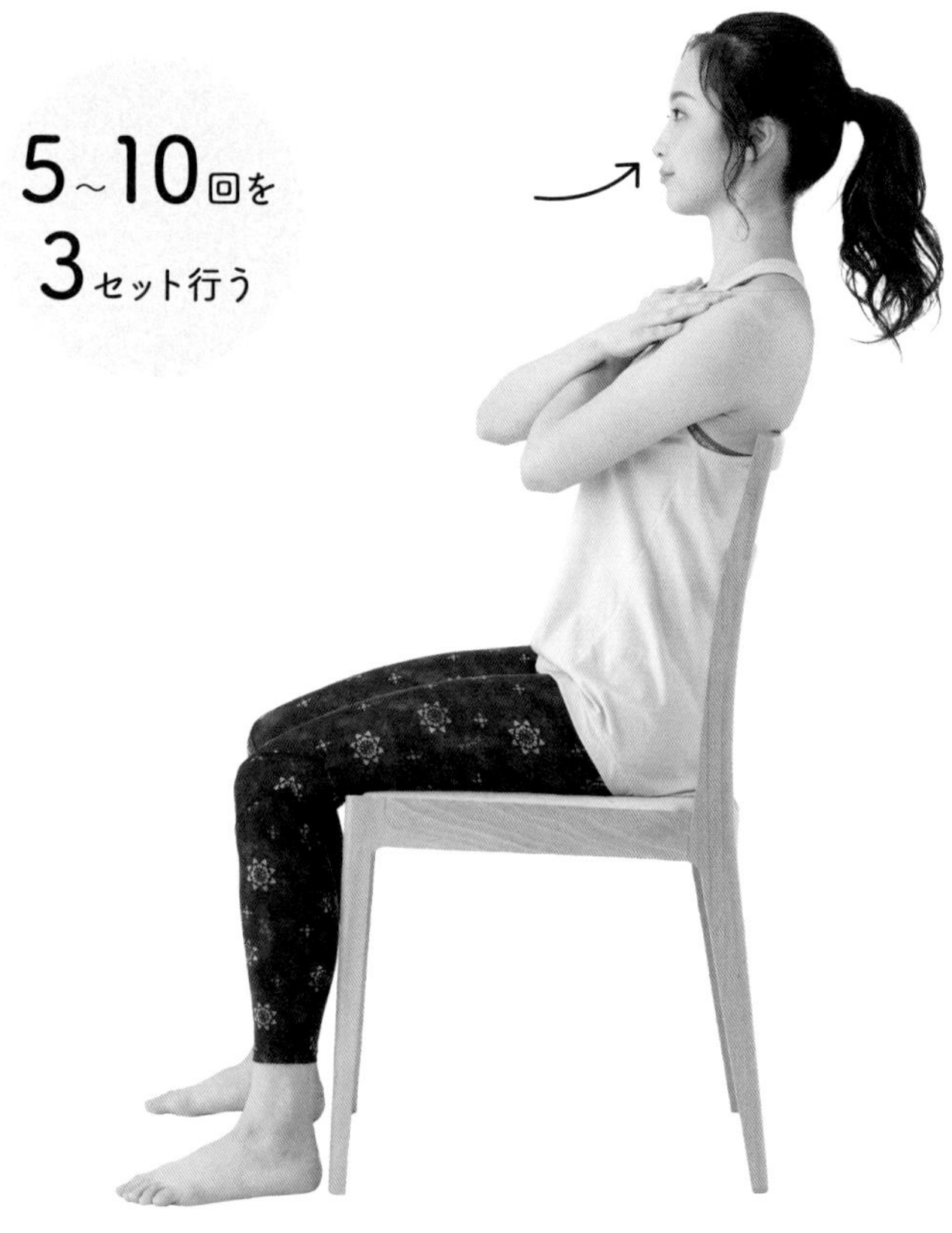

1

両足は肩幅にひらいて座る。両手を交差させて胸の前におき、鼻から息を吸う。

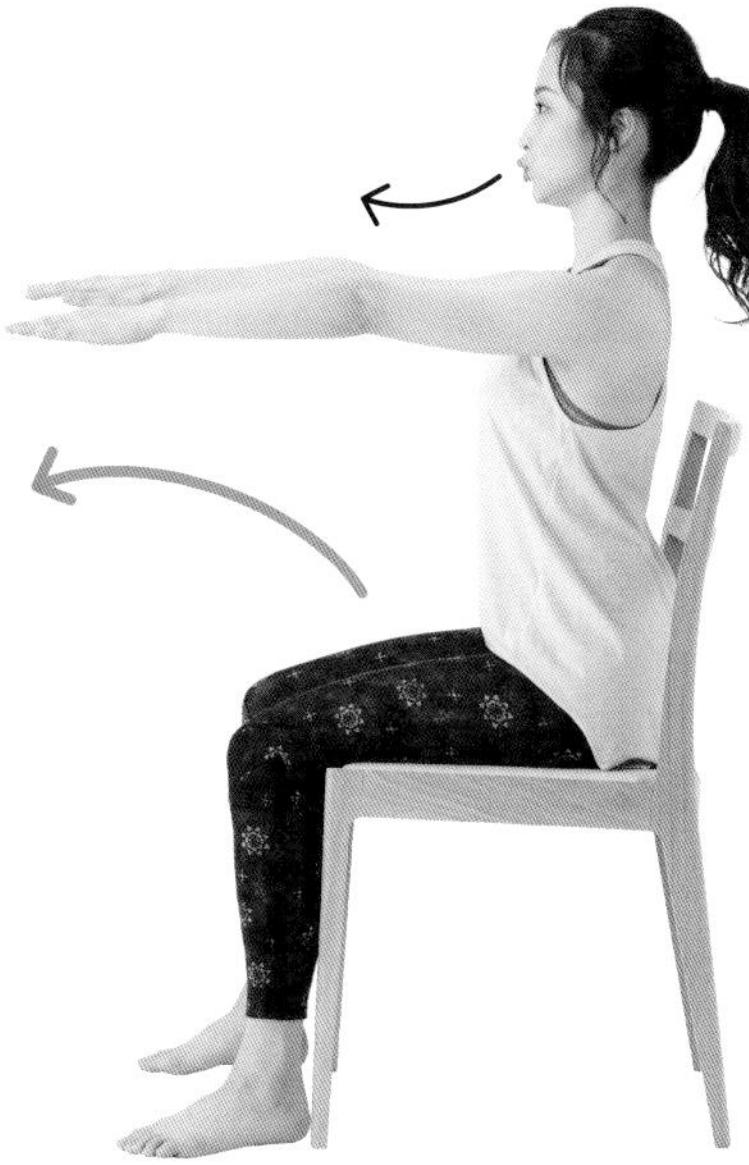

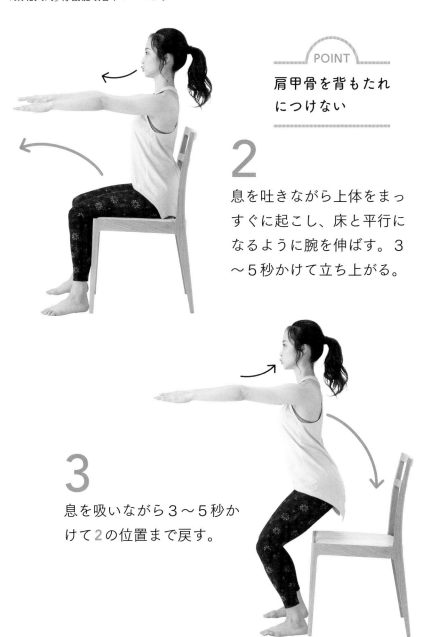

POINT

肩甲骨を背もたれにつけない

2

息を吐きながら上体をまっすぐに起こし、床と平行になるように腕を伸ばす。3～5秒かけて立ち上がる。

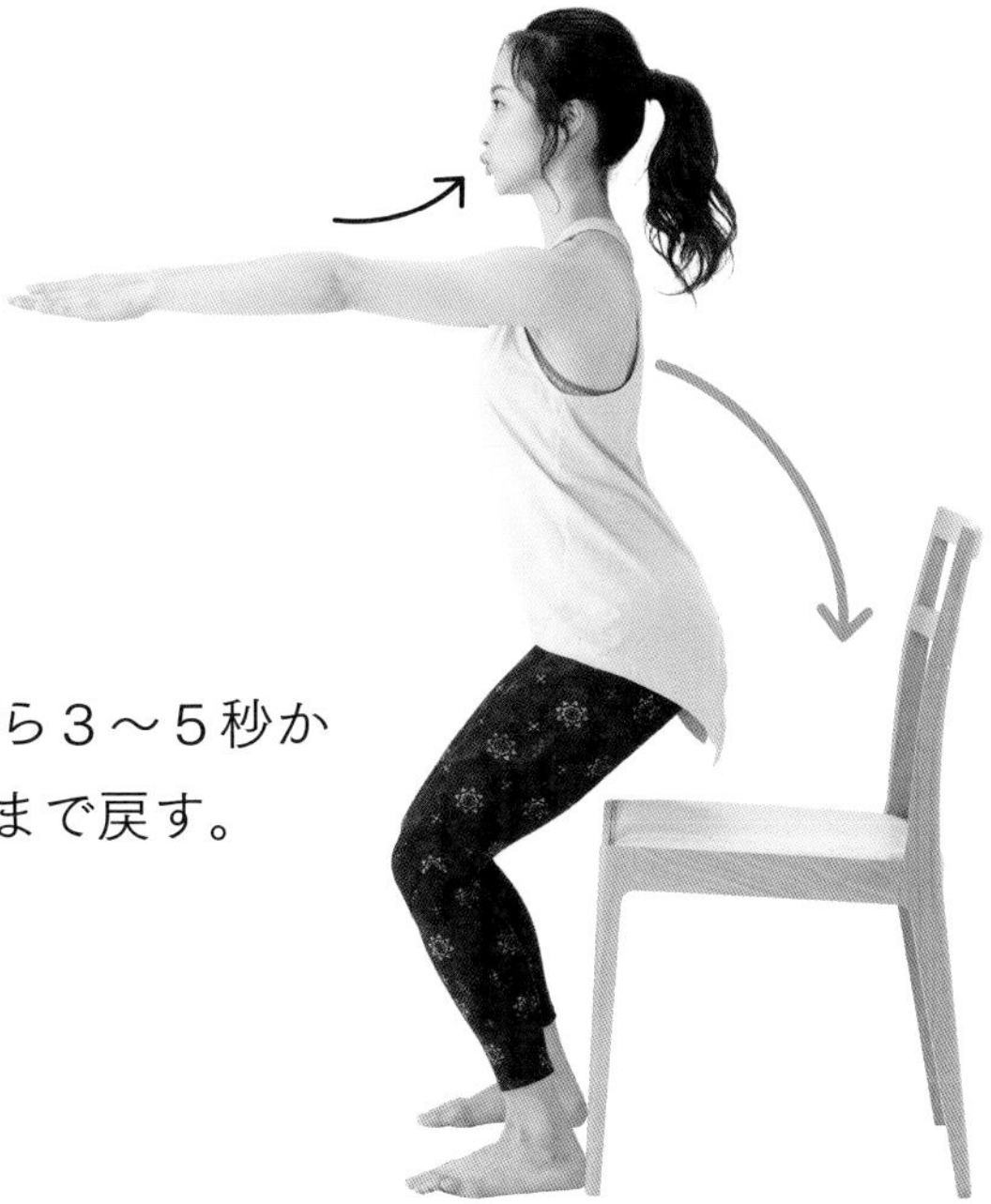

3

息を吸いながら3～5秒かけて2の位置まで戻す。

腎臓強化筋トレ⑧

振り出して一歩前へ

※息が続かない場合は、途中で息継ぎしてもいい。息を止めないことが大切。

左右
5～10回を
3セット行う

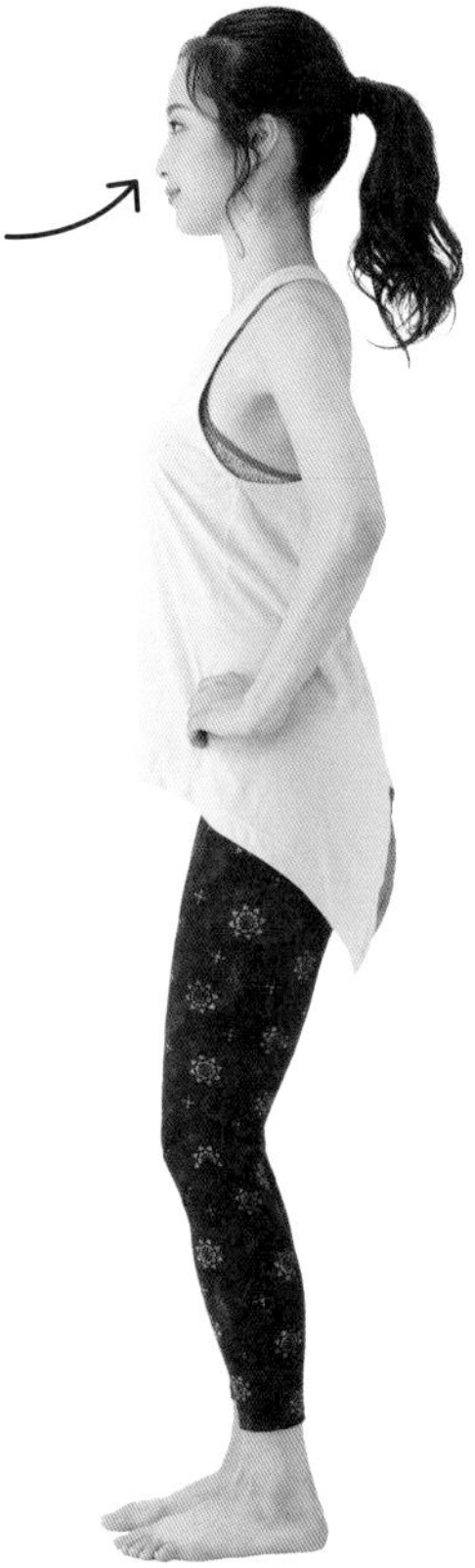

1

手を腰に当て、ひざを少し曲げて立つ。鼻から息を吸う。

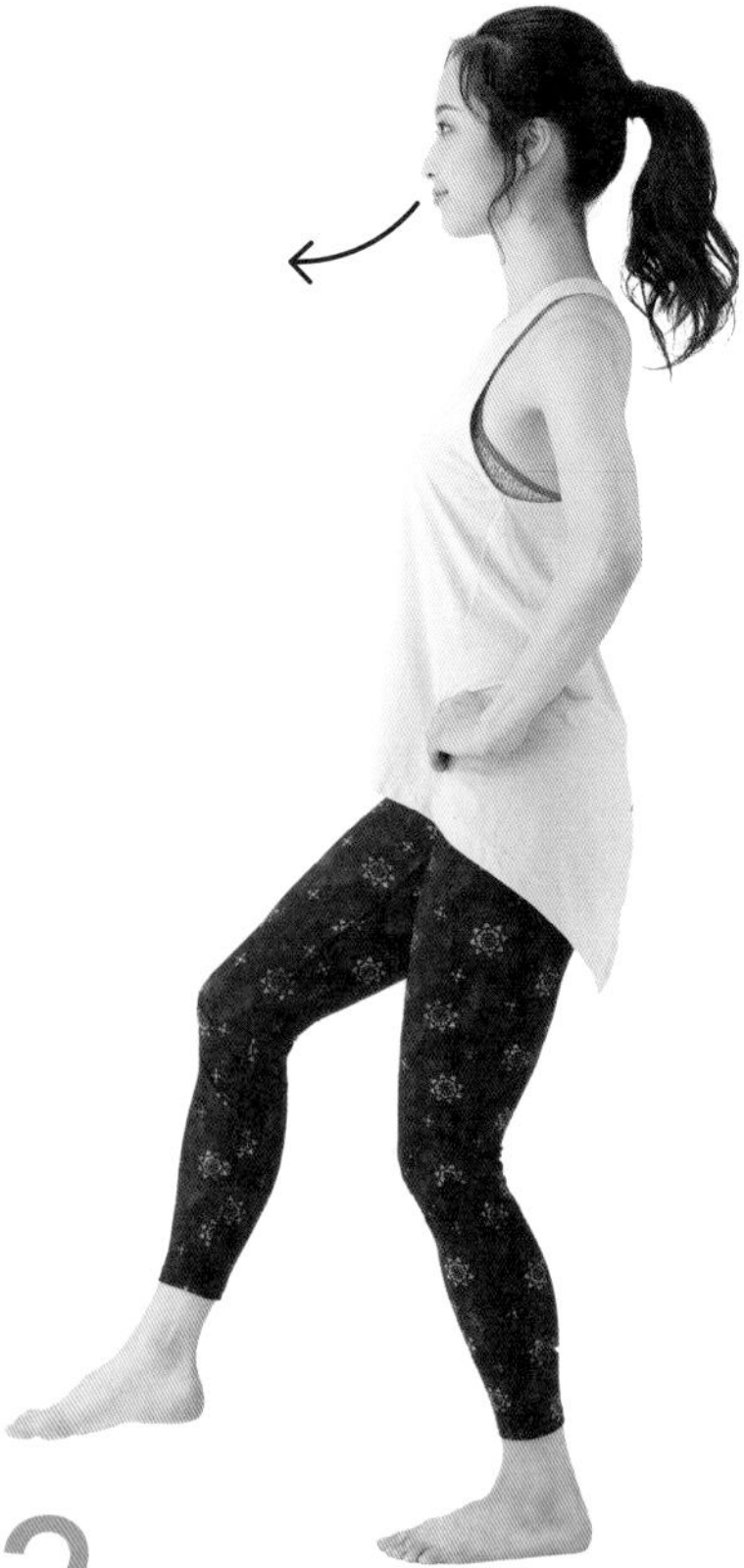

2

息を吐きながら右足を前に振り出す。このとき、3～5秒かけてゆっくりと行う。

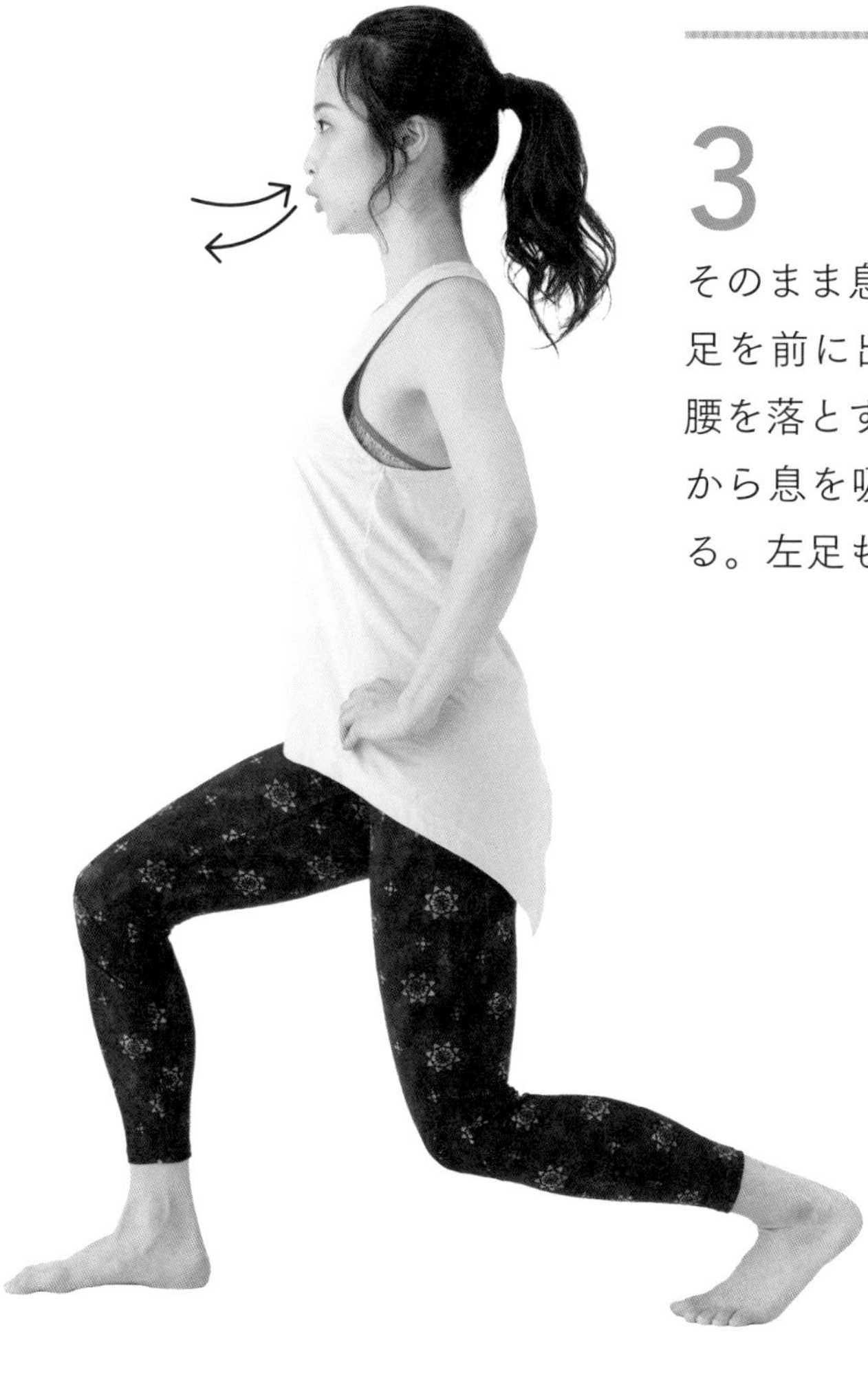

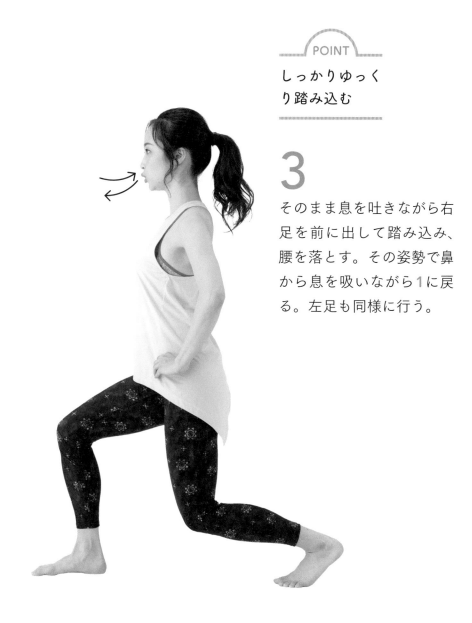

POINT

しっかりゆっくり踏み込む

3

そのまま息を吐きながら右足を前に出して踏み込み、腰を落とす。その姿勢で鼻から息を吸いながら1に戻る。左足も同様に行う。

腎臓強化筋トレ⑨

足の側方上げ

※息が続かない場合は、途中で息継ぎしてもいい。息を止めないことが大切。

5～10回を3セット行う

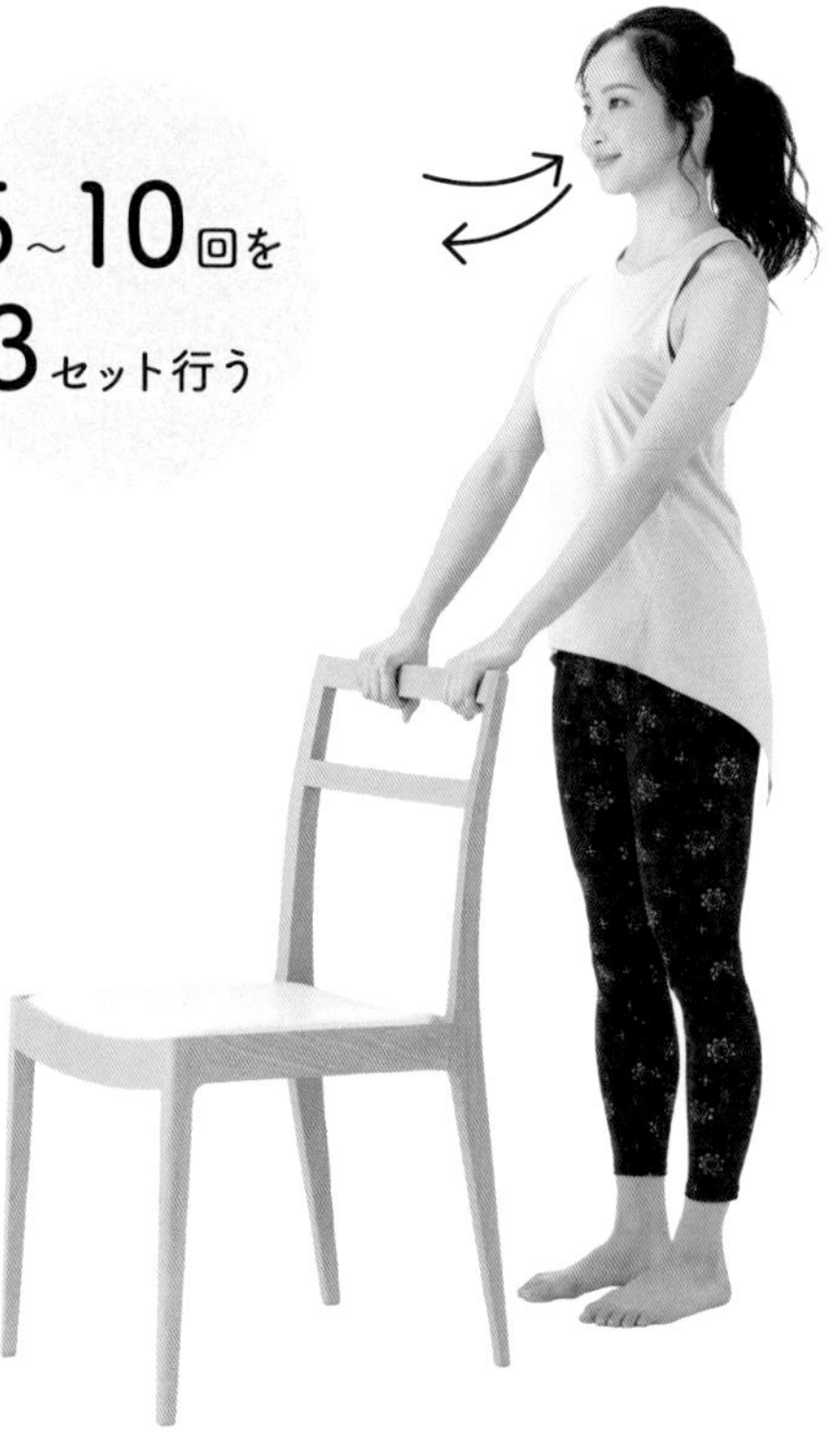

1

イスの後ろに立ち、背もたれをつかんでゆっくり呼吸する。

2

息を吐きながらゆっくりと3～5秒かけて左足を横に上げる。立っているほうの足は少しだけ曲げておく。息を吸いながら左足を元に戻す。
右足も同様に。

POINT

しっかりゆっくり足を上げる

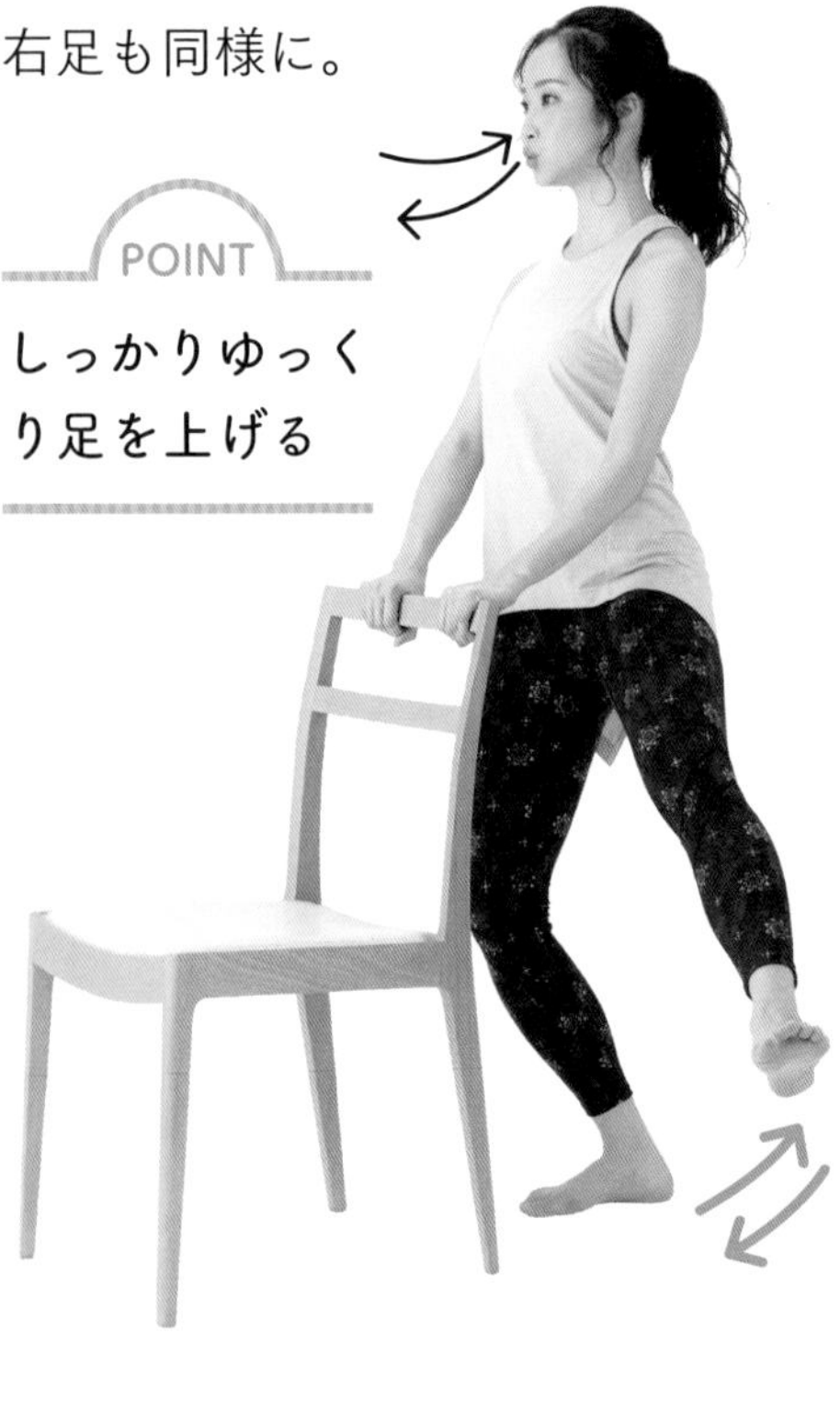

3章

腎機能を高める生活習慣

食生活の一番のポイントは「減塩」

腎機能低下後の食生活3つのポイント

運動習慣をつけることと並んで、腎機能が低下し始めたときに大切にしていただきたい生活習慣が食生活です。

食生活で気をつけるべきポイントは、

①塩分を摂り過ぎないこと
②タンパク質の摂取不足を防ぎながらも量を摂り過ぎないこと
③適切なエネルギー摂取量を守ること

の3点です。

食事療法の基準

<table>
<tr><th>ステージ</th><th>エネルギー
(kcal/標準体重/日)</th><th>タンパク質
(g/標準体重/日)</th><th>食塩
(g/日)</th><th>カリウム
(mg/日)</th></tr>
<tr><td>ステージ1
(G1)
(e GFR90以上)</td><td rowspan="6">25〜35kcal</td><td rowspan="2">過剰摂取を
しない</td><td rowspan="6">3g以上
6g未満</td><td rowspan="3">制限なし</td></tr>
<tr><td>ステージ2
(G2)
(e GFR60〜89)</td></tr>
<tr><td>ステージ3a
(G3a)
(e GFR45〜59)</td><td>0.8〜1.0g</td></tr>
<tr><td>ステージ3b
(G3b)
(e GFR30〜44)</td><td rowspan="3">0.6〜0.8g</td><td>2,000mg
以下</td></tr>
<tr><td>ステージ4
(G4)
(e GFR15〜29)</td><td rowspan="2">1,500mg
以下</td></tr>
<tr><td>ステージ5
(G5)
(e GFR15未満)</td></tr>
</table>

食生活での注意点は、腎機能低下の度合いによっても変わってきます。

ステージ１（Ｇ１）とステージ２（Ｇ２）の段階にある方は、基本的に厳しい食事制限までは必要としません。

塩分の摂り過ぎ、タンパク質の過剰摂取、カロリーオーバーに気をつけるなど、生活習慣病予防と同じような点に気をつけることが大事です。

ステージ３（Ｇ３ａｂ）以上の段階にある方は、腎機能の低下を今以上に進めないよう、腎臓をいたわる食事が必要となります。

慢性腎臓病になっている方は、病気の進行度や性別、年齢、生活状況によって注意点が変わります。食事療法に関しても、腎臓病の種類や患者さんの状態によって内容が異なってくるため、原則として主治医や管理栄養士の指導のもとに行う必要がありますが、日頃の食事でも普段から前述の３つのポイントを心がけてください。

数値的にはまだ正常の範囲であっても、腎機能の低下は始まっています。ステージ初期の段階から食生活にも気をつけることで、機能の悪化を食い止めることができるのです。

塩分は1日6g未満が摂取量の目安

なかでも、最も気をつけたいのが塩分の摂り過ぎです。

腎機能が低下すると塩化ナトリウムの排泄機能が悪くなります。体内の塩分濃度が過剰になると、排出させるため腎臓に負担がかかります。塩分の摂り過ぎはむくみや高血圧につながり、糸球体の毛細血管の血圧も上がることで過剰な負担をかけてしまうことになるのです。

塩分の多い食品・料理に気をつけましょう

※製品や調理法によって多少の上下があります。

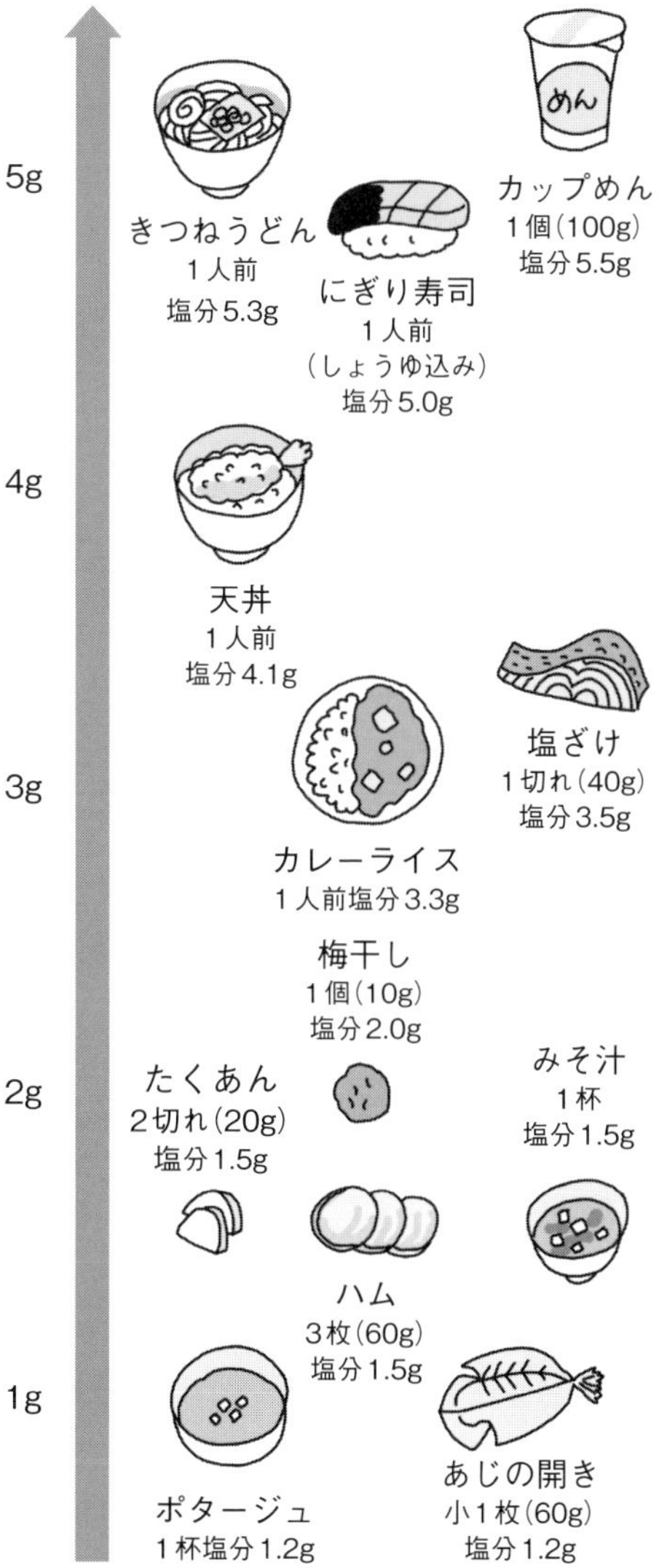

慢性腎臓病の食事療法では、「1日6g未満」の塩分摂取量を目標としています。

1日6g未満と言われてもピンとこないかもしれませんが、たとえば小腹が空いたとき、時間がないときの便利な一食として使われているカップめんの塩分摂取量は5・5gです。つまりカップめんを1個食べるだけで1日の目標量に達してしまうことになります。

それでなくとも日本人の食事は、諸外国と比べても塩分摂取量が多いとされています。梅干しや漬物、ハムやソーセージなどの加工品、干物や漬込み魚、ソバやラーメンなどのめん類、味付けの濃い煮物は塩分を多く含むので、こうしたものを好んで食べることが多い方は、塩分を摂り過ぎている可能性があるので気をつけましょう。

塩分控えめでもおいしく食べられる工夫を

減塩を上手に進めるには、塩気が薄くてもおいしく食べられる工夫が必要です。見えない塩分が多い加工食品やレトルト食品を頻繁に使わない、外食はなるべく控える、めん類のつゆは残すなど、食べ方に気をつけると同時に、次のような調理の仕方を取り入れてみるとよいでしょう。

・新鮮な食材、旬の食材を使う
素材そのものの味を楽しむようにすることで、多量の調味料を使わず、薄味でもおいしさを味わえます。
・だし、香辛料、酸味を利かせる
だし、香辛料や薬味、酢・レモンなどの酸味を利用して、うま味や香り、辛み、酸味、油脂のコクをアクセントにすることで薄味でも満足できます。ただし顆粒だしのようなインスタントのだしは塩分が多いので気をつけてください。
・減塩調味料を利用する
調味料は「減塩」を明記しているものを選びます。腎臓病の方はカリウムを考慮した商品を選ぶと安心です。
・味付けは調理後に行う
調理前の下味はつけず、調味料は調理後に少量を「つける」程度にしましょう。

タンパク質とのつきあい方にもコツがある

タンパク質は摂り過ぎても足りなくても問題

タンパク質は筋肉や血液をつくるための重要な栄養素ですが、体内で代謝された際に尿素窒素に分解されます。そのためタンパク質の摂り過ぎは尿素窒素を過剰につくり出してしまい、それを排出するため糸球体に過剰な負担をかけることになります。

腎機能が低下していると、排出がうまく進まず、体内に増加した老廃物がたまりやすくなり、「尿毒症」(尿中に排泄されるべき老廃物などが血中に蓄積されている状態)を引き起こす恐れがあります。

したがって、タンパク質の摂り過ぎも腎臓が弱っているときには注意が必要なのです。

一方でタンパク質は、体を構成する重要な栄養素です。むやみに減らすと筋肉量の

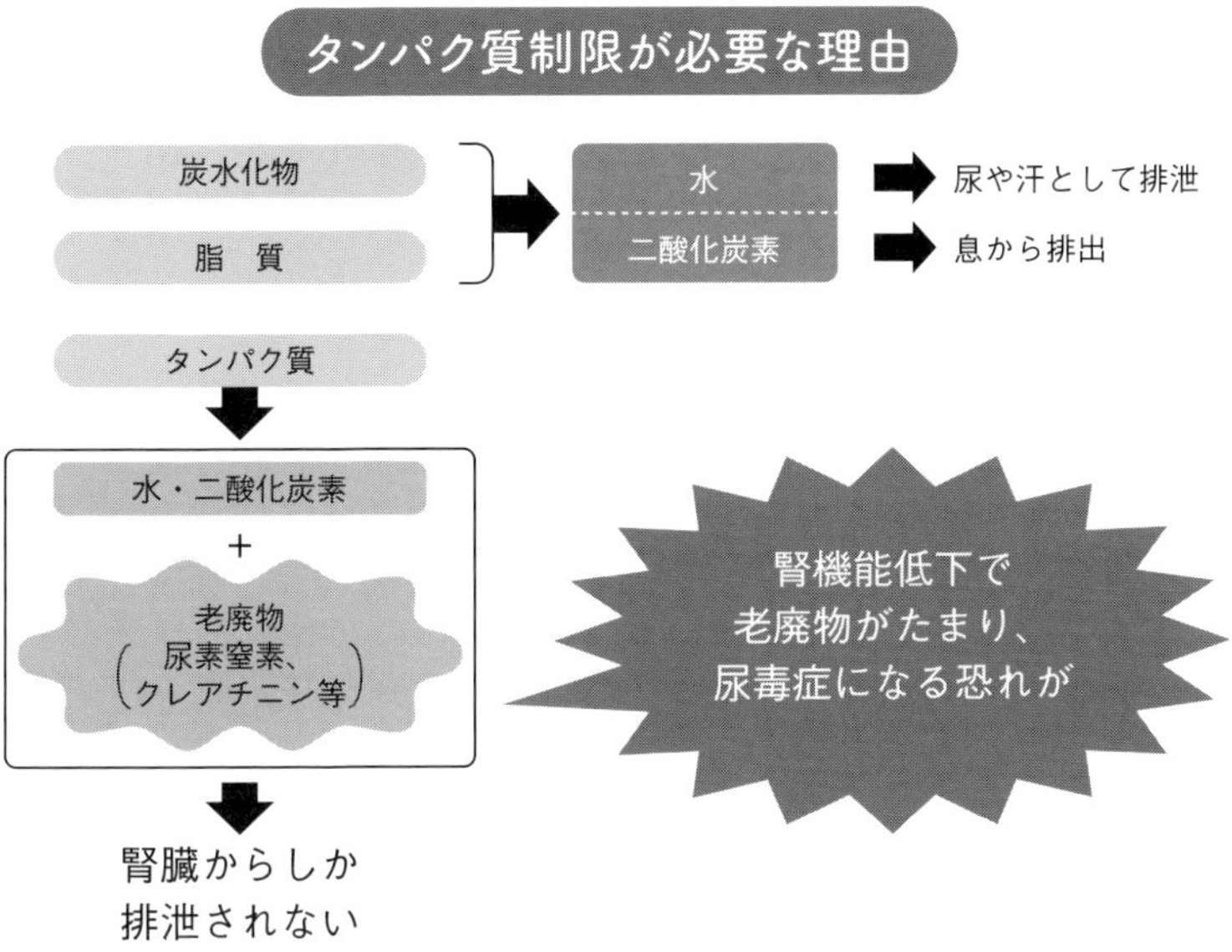

低下などにもつながりかねません。筋肉量の低下は、サルコペニアやフレイルにもつながっていくため、腎臓の機能が落ちているときに制限し過ぎてしまうと、今度は別の不具合が出てきてしまうのです。

このように、タンパク質は摂り過ぎても、減らし過ぎても問題が生じるため、体の機能を維持するうえでも適量は必要です。さらに言えば、「良質のタンパク質を適量摂っていく」ことがタンパク質との上手なつきあい方のコツと言ってよいでしょう。質のよいタンパク質を選べば、摂取量は少なくても効率よく体の構成成分に変わってくれます。

「アミノ酸スコア」の高い食品を選ぶ

良質なタンパク質とは、「アミノ酸スコア」の高いタンパク質と言い換えられます。人体を構成するために必要なアミノ酸は全部で20種類ほどありますが、その中の9種類は体内でつくることができません。その9種類とは、ロイシン、イソロイシン、フェニルアラニン、トリプトファン、バリン、メチオニン、リジン、スレオニン、ヒスチジンです。これらは体内で合成することができないため「必須アミノ酸」と呼ばれており、食事で補う必要があります。

9種類の必須アミノ酸のバランスを数値化したものがアミノ酸スコアで、数値が100に近いほど良質なタンパク質となります。

アミノ酸スコアが100の良質なタンパク質食品が、牛乳・ヨーグルトなどの乳製品、卵、鶏肉・豚肉・牛肉、魚です。一般的には動物性タンパクと呼ばれるものはスコアが高く、植物性タンパクであれば豆腐やおからなどが高スコアとなっています。

食べ過ぎないように注意をしながら、アミノ酸スコアの高い良質なタンパク質食品を摂るようにしていくとよいでしょう。

アミノ酸スコア点数

アミノ酸スコア 100

牛乳
ヨーグルト
卵
ツナ
鶏肉
豚肉
牛肉
かつお節
あじ
いわし

アミノ酸スコア 99-90

サーモン	98
さんま	96
豆腐	93
枝豆	92
おから	91

アミノ酸スコア 89-70

豆乳	86
大豆	86
えび	84
あさり	81
ブロッコリー	80
にら	77
いか	71

アミノ酸スコア 69-60

ひよこ豆	69
いんげん豆	68
グリンピース	68
かぼちゃ	68
じゃがいも	68
えんどう豆	67
米	65
豚肉ソーセージ	63

アミノ酸スコア 59以下

アーモンド	50
ほうれん草	50
トマト	48
とうもろこし	42
小麦	37

主食のタンパク質にも気をつけよう

タンパク質と聞くと肉や魚を真っ先に思い浮かべがちですが、じつは主食であるご飯、パンにも多くのタンパク質が含まれています。

あまり知られていないため、おかずのタンパク質には気をつけても、主食のタンパク質は見落とされがちで、意外とタンパク質摂取の盲点になりやすいので要注意です。

たとえばご飯180g（茶碗1杯）には4・5g、食パン70g（6枚切り1枚）には6・5g、ゆでうどん220g（1人前）には5・7gのタンパク質が含まれています。

一方で米や小麦はアミノ酸スコアの低い食品ですので、効率のよいタンパク質摂取にはなりません。ただし主食を極端に減らすことは栄養バランス、エネルギーバランスを崩すことにもなります。そこで主食を市販の「低タンパク特殊食品」に置き換えるのも方法です。主食のタンパク質を減らせる分、おかずの量を増やせるので、必須アミノ酸が多く含まれる食品を増やすことができます。

1日に必要なエネルギー量はどれくらいか

エネルギー摂取量が減ると腎臓にも負担

タンパク質の摂取量を減らすことは腎機能の低下を防ぐ大切なポイントである一方、食事からのエネルギー摂取量を減らす要因にもなってしまいます。摂取エネルギーの不足もまた、腎機能にはよくありません。

エネルギー不足になると飢餓状態になり、体は体内のタンパク質を分解してエネルギー源に変えようとします。この作用によって体内の尿素窒素が増えてしまい、結果的にタンパク質をたくさん摂ったときと同じ状態になってしまうのです。

これではタンパク質を減らした意味がなくなり、腎機能の低下を防ぐことにもつながらなくなります。したがって食事全体のエネルギー摂取量を保ちつつ、タンパク質を減らしていくことが大切な点となるのです。

まずは主食を「低タンパク特殊食品」にして肉や魚、卵のおかずを増やし、食事を楽しいものにして食欲を落とさないようにすること、1日に必要なエネルギー摂取量を把握して、カロリー調整を行うことを大事にしてみてください。

エネルギー摂取量を知っておくことは、食べ過ぎによる肥満の防止・解消にもなります。内臓脂肪型肥満は腎臓に負荷をかける生活習慣病をつくるもとですから、自分にとって適切なエネルギー摂取量を把握しておくことも、腎機能を守ることになります。また、摂取エネルギー量は運動療法の効果とも関係します。

不足していると運動療法を行っても運動効率は上がらず、結果が出にくくなります。反対に過剰になっていると、運動による減量効果が出にくく、血糖の改善、高血圧の改善といった効果も得られにくくなります。

運動療法と食事療法は腎臓を守るための両輪のようなものです。運動による効果、食事による効果を高めていくうえでも、まずは自分に必要な1日のエネルギー摂取量を正しく押さえておくことが基本になるのです。

1日のエネルギー摂取量を考慮した食べ方を

1日に必要なエネルギー摂取量は、次のような計算式で出すことができます。

①身長に見合った標準体重を計算する
身長（m）×身長（m）×22＝標準体重（kg）
②身体活動レベルに応じたエネルギー量をかける
標準体重（kg）×1kgあたりのエネルギー摂取量（kcal）＝1日に必要なエネルギー摂取量（kcal）
＊1kgあたりのエネルギー摂取量
デスクワークがほとんどの人／25～30（kcal）、移動や立ち仕事がある人／30～35（kcal）、立ち仕事や力仕事が多い人／35（kcal）以上

たとえば標準体重が50kgで、1日中デスクワークという人であれば、「50kg×25（kcal）＝1250（kcal）」が、その人に必要な1日あたりのエネルギー摂取量ということになります。

1日あたりのエネルギー摂取量を大幅に超えた食べ方をしていると、当然ながら肥

満のリスクが高まります。反対にタンパク質を制限し過ぎて、必要なエネルギーが足りなくなることも前述したように腎機能にはマイナスです。

もしエネルギー摂取量が不足しそうだという場合は、エネルギーを補う食べ方も知っておくとよいでしょう。

・食事は1日3回きちんと食べる
・炒め物、揚げ物、ドレッシングやマヨネーズ和えなど、油を使った料理を1日1食取り入れる
・春雨やくずきりなど、タンパク質を含まないでんぷん製品を料理に取り入れる
・マグロなら赤身よりトロ、白身魚より青魚、赤身肉よりばら肉など、カロリーの高い部位を選ぶ
・ジュース、シャーベットなど、糖分のあるものを間食で摂る（卵・乳製品・餡が使われているものはタンパク質が多いので注意）
・市販の低タンパク・高エネルギー補助食品を活用する

1日に食べてよい量を知っておこう

①自分の身長に見合う体重（標準体重）を計算しましょう。

身長（m）×身長（m）×22＝標準体重（kg）

②身体活動レベルに応じたエネルギー量をかけましょう。

標準体重（kg）× 標準体重1kgあたりに必要なエネルギー摂取量（kcal）

標準体重1kgあたりに必要なエネルギー摂取量

デスクワークをする人	移動や立ち仕事がある人	立ち仕事や力仕事が多い人
25〜30kcal	30〜35kcal	35kcal以上

※肥満の人は20〜25kcal、糖尿病の人は25〜30kcalとします。

㊊ 身長154㎝の主婦は、
1.54×1.54×22＝52.17kg
52.17×30＝1565kcal
※小数点以下３ケタより切り捨て

1日に必要なエネルギー摂取量は

1565kcalです。

※小数点以下切り捨て

カリウムが多い果物、リンが多いものは食べてはいけない？

腎機能低下で即カリウムNGではない

カリウムはミネラルの一種で、体内で大切な働きを担っています。体の中の余計な塩分を体外に出して血圧を下げたり、むくみを防いだりしてくれるほか、筋肉細胞にも多く含まれていて筋肉を正常に保つ役割も果たしています。

腎臓の機能が低下すると、カリウムを多く含む食品は摂ってはいけないと思われる方もいますが、腎機能の低下で即座にカリウムが制限されるわけではありません。

カリウムが腎臓病の患者さんによくないと言われているのは、腎機能が低下することで体内のカリウムを尿として排泄することができなくなり、血中のカリウム濃度が上がってしまうためです。

体内にカリウムが蓄積すると、悪心、嘔吐などの胃腸症状、しびれ感、知覚過敏、脱力感などの筋肉・神経症状、不整脈などが主な症状として現れます。

不整脈から心臓が止まって突然死につながることもあるため、血中のカリウム濃度が高くなっている高カリウム血症と診断された慢性腎臓病の患者さんには、カリウム制限が行われます。

また腎臓の機能が大きく低下しているステージ3b（G3b）以上の方も、カリウムの排出がうまくいかなくなることから、カリウムの制限が必要となる場合が出てきます。ステージ3b（G3b）では1日2000㎎以下、ステージ4（G4）～ステージ5（G5）では1日1500㎎以下が制限の目安となっています。

ステージ1（G1）～ステージ3a（G3a）の段階、血液検査でカリウムの値が高くなっていない場合は、とくにカリウムの制限はいりません。摂り過ぎには気をつけたほうがよいですが、カリウムを多く含むとされている野菜や果物も、普通に食べて差し支えないのです。

リンの多い加工食品や内臓類、ナッツ類は控えめに

リンの体内での働きは、エネルギーの運搬を行ったり、細胞膜の構成成分になった

り、カルシウムと結合して骨や歯を丈夫にしたりすることです。

腎機能の低下が進むと不要なリンを尿中に排泄することができなくなり、血液中にリンが蓄積していきます。

その結果、血中のリン酸濃度が高くなり、骨がもろくなったり、血管や腱といった場所でカルシウムと結合して石灰化を起こしたりします。血管壁が石灰化することで心血管疾患を合併しやすくなるといったリスクがあるのです。

そのため慢性腎臓病でステージが進んでいる患者さんは、リンが多く含まれるレバー、小魚、卵黄、乳製品、練り製品などを避ける食事療法、リン吸着薬の服用などでリンの値をコントロールする必要があります。

腎機能の低下がそれほど進んでいない場合は、あまり神経質にならなくてもよいと思いますが、やはり摂り過ぎにならないよう意識はしましょう。リンはタンパク質と結びついているので、タンパク質の摂取を控えることでリンの摂取量も減らせます。

またインスタントラーメンや加工食品、ナッツ類、動物の内臓類はリン含有量が多い食品です。食生活の中で、こうした食品の摂取が増え過ぎないように気をつけることも腎臓を守るうえでは大切です。

カリウムを多く含む食品の例

ほうれん草 （1/4 束 /60g） **410** ㎎	里いも （水煮 /3 個 /100g） **560** ㎎
かぼちゃ （ゆで /2 切れ /100g） **430** ㎎	バナナ （1 本 /150g） **540** ㎎
メロン （1/8 切れ /150g） **510** ㎎	納豆 （1 パック /50g） **330** ㎎
カツオ （春獲り /3 ～ 4 切れ /70g） **300** ㎎	若鶏むね肉 （皮なし /100g） **350** ㎎

リンを多く含む食品の例

鶏レバー （100g） **300** ㎎	シシャモ （3 尾 /60g） **260** ㎎
鶏卵 （卵黄 / ゆで /1 個 /20g） **110** ㎎	牛乳 （200mL） **190** ㎎
プロセスチーズ （1 切れ /25g） **180** ㎎	ロースハム （1 枚 /20g） **68** ㎎

水分やアルコールはどれくらい摂ってOK？

尿量が十分なら水分はしっかり摂るほうがよい

「腎機能に負担をかけてしまうのでは？」「むくみが出てしまうのでは？」と考えて、水分の摂取を控える方もいますが、水分の管理が必要になるのはステージ4（G4）になってからです。ステージ5（G5）の方、人工透析が始まった方は厳格な水分調整が必要となります。

したがってステージ1（G1）からステージ3（G3a・b）の段階であれば、水分の管理は必要ありません。またステージ4（G4）以降であっても、尿が十分に出ているのであれば水分摂取は問題ありません。

働きが弱ってきた腎臓は、多くの老廃物を排泄するために、たくさんの尿を必要とします。尿が十分に出ている場合は、極端に水分摂取を控える必要はありませんし、むしろ脱水状態になるほうがよくないのです。

脱水状態になると血液量が減り、腎臓への血流量も一時的に減少します。それによって糸球体に負担がかかり、腎機能の低下を招いてしまいます。とくに夏場は脱水状態になりやすいので、こまめに水分補給をしましょう。

冬場も、暖房の効いた部屋で過ごすことで隠れ脱水になることがあります。舌が乾く、足がつる、だるい、食欲が出ないといった症状があったら水分不足の可能性があります。

水分は水そのもので補給することが望ましいのですが、緑茶、番茶、コーヒー、紅茶なども、食後30分〜1時間以内に1〜2杯程度であれば飲んでも問題ありません。

ただしコーヒーは、緑茶や紅茶と比べてカリウムの含有量が多いため、飲み過ぎには気をつけましょう。同様に、果汁や野菜のジュースもカリウムが多く含まれるので摂り過ぎには注意してください。

腎機能の低下が進んで尿量が減少してきてからは、水分制限が必要になります。摂った水分がうまく調節できない状態で過剰な水分を体内に入れると、むくみが生じたり、肺に水がたまる肺水腫、心臓がふくらむ心肥大などの危険が高まったりします。

体重を毎朝測ってみて、いきなり１kg以上体重が増えていたら体に水がたまっている恐れがあるので、水分の摂り方に注意しましょう。日頃から塩分を摂り過ぎている人も体に水がたまりやすくなります。

尿量が減った、体重の増減が目立つなどの兆候があれば主治医に相談し、主治医の指示に従って水分を調整してください。

適量を守ればアルコールはＯＫ

アルコールに関しては、適量であれば腎臓に影響はないとされています。アルコールは血流を促してくれるうえ、食欲を増進してくれる効果も期待できます。

慢性腎臓病は、食事制限などで食べる楽しみが減ることも多いので、お酒が好きな方であれば適量のアルコールで息抜きをするのもよいと思います。

適量なアルコールとは、純アルコール換算で１日20ｇ程度です。目安は次のようになります。

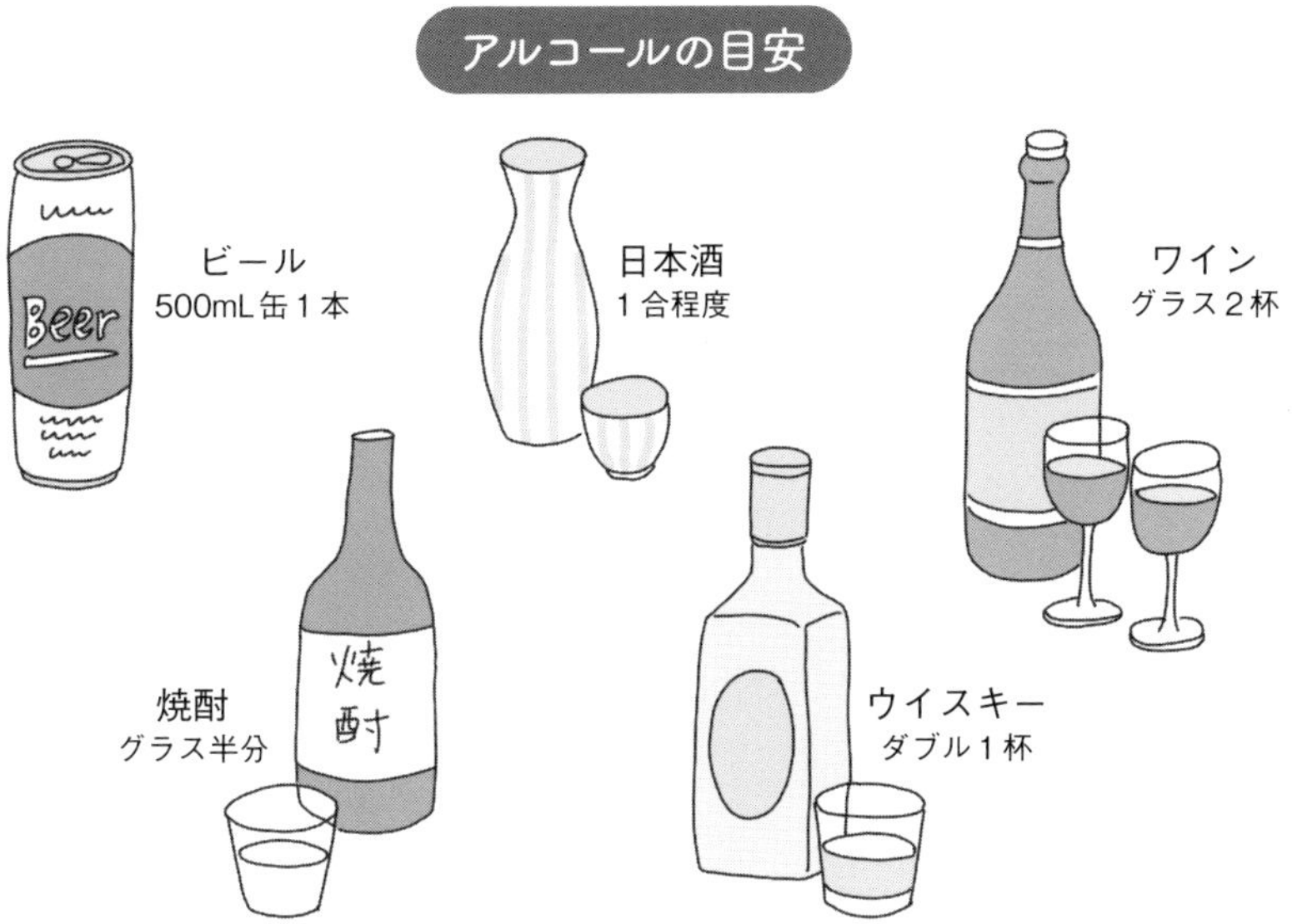
アルコールの目安
Beer
ビール
500mL缶１本
日本酒
１合程度
ワイン
グラス２杯
焼酎
焼酎
グラス半分
ウイスキー
ダブル１杯

・ビール　５００mL缶１本
・日本酒　１合程度（１８０mL）
・ワイン　グラス２杯（２００mL）
・ウイスキー　ダブル１杯（60mL）
・焼酎　グラス半分（１００mL）

飲む場合は、飲み過ぎはもちろんNGであることに加え、必ず週2日の休肝日を設けて、つまみ類にも気をつけてください。スナック類は多量の塩分が含まれています。さきいかやスルメ、ビーフジャーキーなどはカリウムとリンも含まれているため、食べ過ぎは禁物です。

薬で腎機能が低下することもある

市販の鎮痛解熱剤を常用している人は注意

薬によっては腎臓の働きを低下させてしまうことがあり、これを「薬剤性腎障害」と呼びます。

薬剤性腎障害の原因となる主な薬には、鎮痛薬、抗がん剤、抗菌薬、造影剤があり、なかでも障害の報告が多く見られるのが、「非ステロイド性抗炎症薬（ＮＳＡＩＤｓ）」と呼ばれる鎮痛薬です。

ＮＳＡＩＤｓは、体内で炎症を引き起こすプロスタグランジンという物質の生成を減らし、炎症や痛み、熱を抑える作用があります。そのため鎮痛解熱剤として市販されている場合も多く、アスピリンやロキソプロフェンなどがその一例です。

プロスタグランジンが抑制されると、腎臓への血液の流れが悪くなり、腎機能の低下を起こして急性腎不全や慢性腎不全の発症につながる恐れがあります。痛み止めや頭痛薬などでアスピリンやロキソプロフェンを長く常用している場合は、知らないうちに腎臓を傷めている可能性があるので注意してください。

薬を使い始めて2〜3日程度で尿量が減る、むくみが出る、食欲が低下する、だるさを感じるといった自覚症状が現れたら、腎機能が低下している恐れがあります。その場合はすぐに薬の服用をやめ、医療機関を受診しましょう。

薬剤性腎障害が起こったときは原因の薬をつきとめて中止し、経口で水分を補給したり、点滴をしたりして、腎臓の血流を保持するなどの対処を行います。早期なら、多くの場合は数日で回復します。

また抗生物質や降圧剤の中にもアレルギー性の腎障害、高カリウム血症を起こす薬剤があるので、腎機能に少しでも低下が見られる方は、医師から薬を処方される際にその旨を伝えましょう。

なお慢性腎臓病になっている方は、インフルエンザや肺炎にならないよう注意も必要です。これらは慢性腎臓病を大きく進行させることがあるため、予防ワクチンを接種しておくことをお勧めします。

睡眠不足は腎臓に負担をかけるのでNG

睡眠不足も睡眠過多もリスクを上げる

慢性腎臓病の進行を抑制するには睡眠も大切です。睡眠不足や質の悪い睡眠は腎臓に負担をかけ、慢性腎臓病になりやすいとの報告があるからです。

とくに睡眠時間との関係については、研究・調査がすでに行われており、睡眠時間が慢性腎臓病の進行リスクと関わりがあることがわかっています。

たとえば20歳以上の健康な人約19万人を対象に、18年間にわたって追跡した台湾の大規模調査では、睡眠時間が4時間未満、4〜6時間、または8時間以上の人は、睡眠時間が6〜7時間の人と比べて、慢性腎臓病を発症するリスクが高いとの結果が出ています。

慢性腎臓病の患者を対象にした国内の調査でも、睡眠時間が短い人あるいは長過ぎる人は、病気が進行して透析に至るリスクが高いことが明らかにされています。

すなわち適切な睡眠時間は6〜7時間で、5時間以下の睡眠不足はもちろんのこと、8時間以上の睡眠過多も腎臓にはよくないのです。

睡眠の質も大事です。先ほどの国内調査では、寝つきが悪かったり、中途で目覚めたり、睡眠薬などを服用していたりする人は、慢性腎臓病の進行リスクが高くなるとされています。

寝ている間に人の体は、さまざまなリセットや修復を行っています。腎臓を守るうえでも、睡眠は重要な役割を果たしています。

よい睡眠は、自律神経のうち、リラックスをもたらす副交感神経を優位に働かせます。その結果ストレスを軽減させ、血圧を下げて、慢性腎臓病の危険因子となるストレスや高血圧を減らしてくれます。

睡眠の質を上げるには、就寝の2時間前には夕食をすませる、入浴は90分前にすませておく、部屋の温度と湿度を快適な状態にしておく、寝る直前までテレビやスマートフォン、パソコンを見ないなど、寝る前の環境づくりがポイントになります。適切な睡眠時間で、深い眠りを得られるような工夫をしてみてください。

腎機能を高める心のもち方

気持ちをリフレッシュしてストレスの低減を

健診などで腎機能の低下がわかると、「このままいけば腎臓がダメになってしまうのではないか？」と不安な気持ちになることもあるでしょう。

しかしストレスは腎臓にも、全身の健康にもよい影響を与えません。ストレスがかかると血管を収縮させて腎臓への血流を悪くさせ、腎機能をますます低下させてしまいます。さらに腎機能だけではなく、心臓や脳の血管障害などにもつながります。

まずは腎機能の低下を進行させないように、また全身の健康を守るためにも、ストレスを減らす、あるいはストレスをためない生活を心がけましょう。

好きなこと、趣味として楽しめる何かをもつようにして気持ちをリフレッシュさせることも大事ですし、運動で体を動かすこともメンタルによい影響を与えてくれます。

運動は全身の血流を高めてくれるだけでなく、筋力や体力の衰えを防いでくれますし、気持ちの切り替えやリフレッシュにも大きな効果を発揮してくれますので、ぜひ2章で紹介したトレーニングを、日常生活の一部として取り入れてください。

運動は長く続けることに意義があります。三日坊主になってしまっては運動のもつ効果も期待できなくなるため、長く続けるためのコツをご紹介しておきましょう。

長く続けるためのコツ
①思い立ったらすぐにやる　②がんばり過ぎない　③挫折しても再開すればＯＫ
④記録を取る　⑤家族や仲間と励まし合う

腎臓リハビリを続けている人工透析の患者さんには、健常の人と変わらず元気に前向きに生活を送っている方がたくさんいます。透析を受けながら仕事を続け、山登りや海外旅行を楽しんでいる方もいます。運動は気持ちの切り替えを助け、前向きに生きる手助けをしてくれます。元気に生きていく手段として、ぜひ活用してください。

〈著者紹介〉
上月正博（こうづき・まさひろ）
1956年、山形県生まれ。81年、東北大学医学部を卒業。メルボルン大学内科招聘研究員、東北大学医学部附属病院助手、同講師を経て、2000年、東北大学大学院医学系研究科障害科学専攻内部障害学分野教授、02年、東北大学病院リハビリテーション部長（併任）、08年、同障害科学専攻長（併任）、10年、同先進統合腎臓科学教授（併任）。22年、東北大学名誉教授、山形県立保健医療大学理事長・学長。日本腎臓財団功労賞受賞。日本腎臓リハビリテーション学会理事長、アジアヒューマンサービス学会理事長、国際腎臓リハビリテーション学会理事長、日本リハビリテーション医学会副理事長、日本心臓リハビリテーション学会理事、日本運動療法学会理事、東北大学医師会副会長、東北大学医学部学生後援会会長などを歴任。医学博士。リハビリテーション科専門医、腎臓専門医、総合内科専門医、高血圧専門医。「腎臓リハビリテーション」という新たな概念を提唱し、腎疾患や透析医療に基づく身体的・精神的影響を軽減させる活動に力を入れている。著書に『腎臓病は運動でよくなる！』（マキノ出版）などがある。

装幀　村田　隆（bluestone）　イラスト　かたおか朋子
編集協力　八木沢由香
組版　朝日メディアインターナショナル株式会社
撮影　神保周平（株式会社七彩工房）
モデル　牛居澪子（SOSモデルエージェンシー）
ヘアメイク　岸佳代子（MIX）
スタイリング　岡本佳織（株式会社七彩工房）
衣裳協力　株式会社ワコール

1つのポーズで徒歩53分と同じ負荷
「東北大式」腎機能改善トレーニング

2021年3月25日　第1版第1刷発行
2024年6月28日　第1版第14刷発行

著　者　上月正博
発行者　村上雅基
発行所　株式会社PHP研究所
京都本部　〒601-8411　京都市南区西九条北ノ内町11
〔内容のお問い合わせは〕暮らしデザイン出版部 ☎075-681-8732
〔購入のお問い合わせは〕普　及　グ　ル　ー　プ ☎075-681-8818

印刷所　大日本印刷株式会社

ISBN978-4-569-84903-4